Sucos verdes para sempre

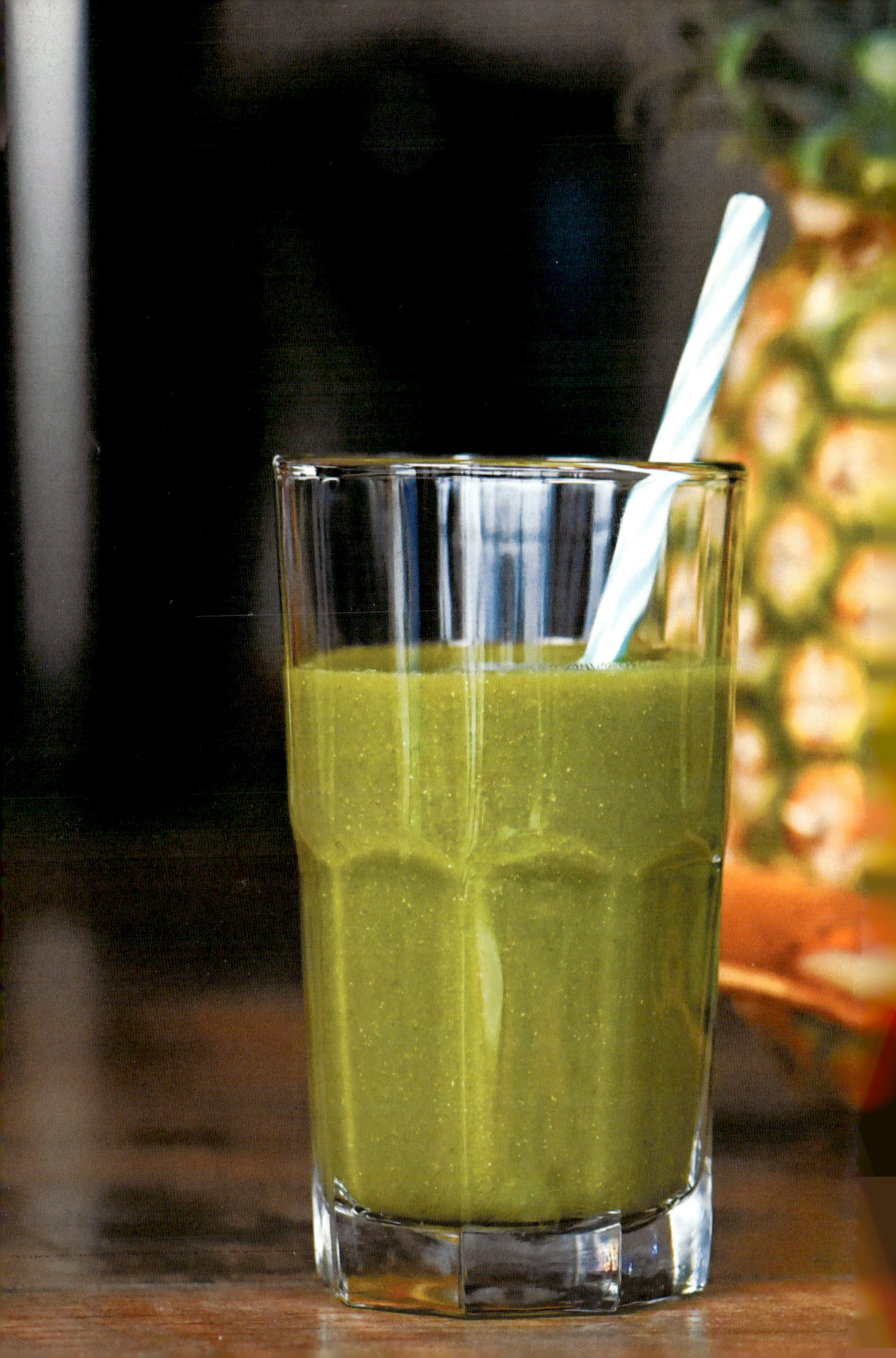

Sucos verdes para sempre

30 DIAS PARA UM EMAGRECIMENTO RÁPIDO E DURADOURO

JJ SMITH

Tradução
Ana Beatriz Rodrigues

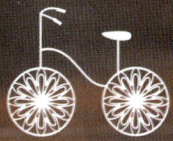

Título original
GREEN SMOOTHIES FOR LIFE
30 Days to Quick and Lasting Weight Loss

Copyright © 2016 *by* Jennifer (JJ) Smith

Esta publicação contém opiniões e ideias da autora. A finalidade é fornecer material informativo útil sobre os assuntos abordados no texto. É vendida sob a compreensão de que a autora e a editora não estão empenhadas no fornecimento de qualquer serviço médico ou de saúde pessoal ou profissional com o livro. O leitor deverá consultar um profissional de saúde competente antes de adotar qualquer das sugestões ou fazer inferências a partir deste livro. Autora e editora renunciam a toda e qualquer responsabilidade por alguma imputabilidade, perda ou risco, pessoal ou de qualquer outra natureza, com o uso ou aplicação de qualquer conteúdo deste livro.

Todos os direitos reservados.
Nenhuma parte desta obra pode ser reproduzida, ou transmitida por qualquer forma ou meio eletrônico ou mecânico, inclusive fotocópia, gravação ou sistema de armazenagem e recuperação de informação, sem a permissão escrita do editor.

Copyright da edição brasileira © 2020 *by* Editora Rocco Ltda.

Edição brasileira publicada mediante acordo com
Atria Books, uma Divisão da Simon & Schuster, Inc.

BICICLETA AMARELA
O selo de bem-estar da Editora Rocco Ltda.

Direitos para a língua portuguesa reservados
com exclusividade para o Brasil à
EDITORA ROCCO LTDA.
Rua Evaristo da Veiga, 65 – 11º andar
Passeio Corporate – Torre 1
20031-040 – Rio de Janeiro – RJ
Tel.: (21) 3525-2000 – Fax: (21) 3525-2001
rocco@rocco.com.br | www.rocco.com.br

Printed in Brazil/Impresso no Brasil

Preparação de originais: CAROLINA RODRIGUES

CIP-Brasil. Catalogação na publicação.
Sindicato Nacional dos Editores de Livros, RJ.

S646s   Smith, J.J.
Sucos verdes para sempre: 30 dias para um emagrecimento rápido e duradouro / J.J. Smith; tradução de Ana Beatriz Rodrigues. – 1ª ed. – Rio de Janeiro: Bicicleta Amarela, 2020.
Tradução de: Green Smoothies for Life
ISBN 978-85-68696-77-4
ISBN 978-85-68696-78-1 (e-book)

1. Desintoxicação (Saúde). 2. Emagrecimento.
3. Dieta de emagrecimento. I. Rodrigues, Ana Beatriz. II. Título.

19-61254   CDD-613.25   CDU-613.24

Meri Gleice Rodrigues de Souza – Bibliotecária CRB-7/6439

O texto deste livro obedece às normas
do Acordo Ortográfico da Língua Portuguesa.

Outros livros de JJ Smith

Detox de 10 dias

Perca peso! – sem fazer dieta nem praticar exercícios

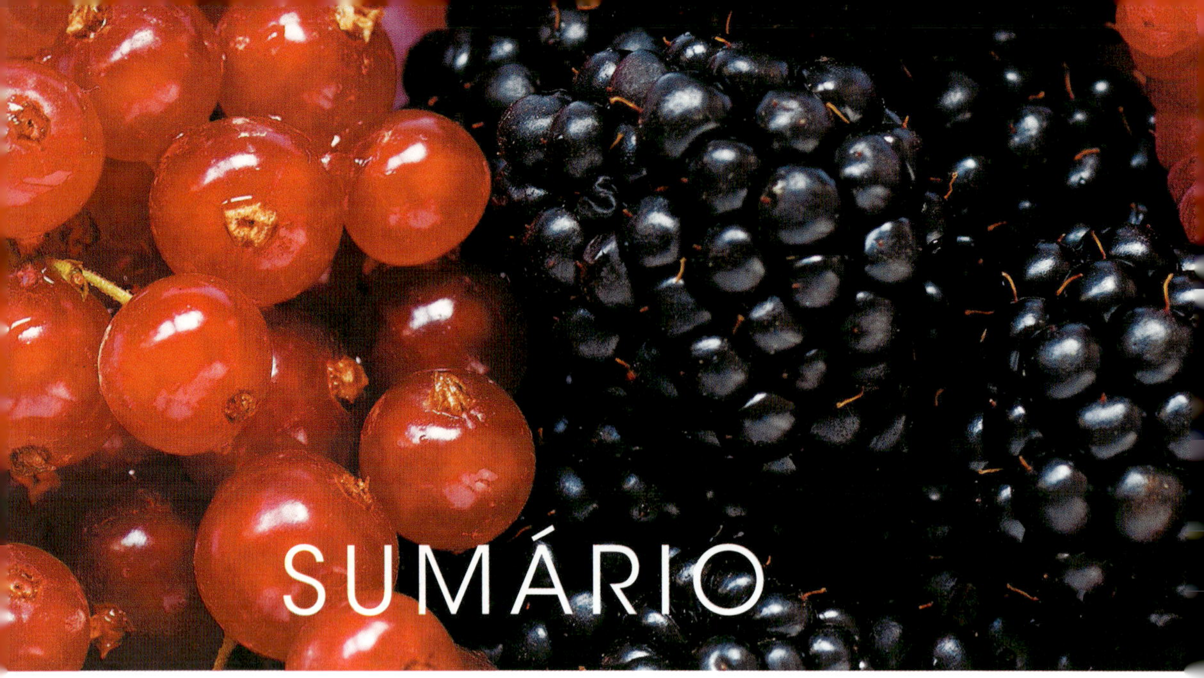

SUMÁRIO

NOTA IMPORTANTE AOS LEITORES IX

INTRODUÇÃO X

PARTE 1: O PROGRAMA DE 30 DIAS 1

CAPÍTULO 1: Como seguir o programa de 30 dias 2
CAPÍTULO 2: Receitas de sucos verdes 11
CAPÍTULO 3: Receitas de refeições saudáveis 49
CAPÍTULO 4: Receitas alternativas de refeições saudáveis 80
CAPÍTULO 5: Guloseimas (sobremesas) 110
CAPÍTULO 6: Lanches e bebidas 120
CAPÍTULO 7: Perguntas mais frequentes 122
CAPÍTULO 8: Lista de compras 126

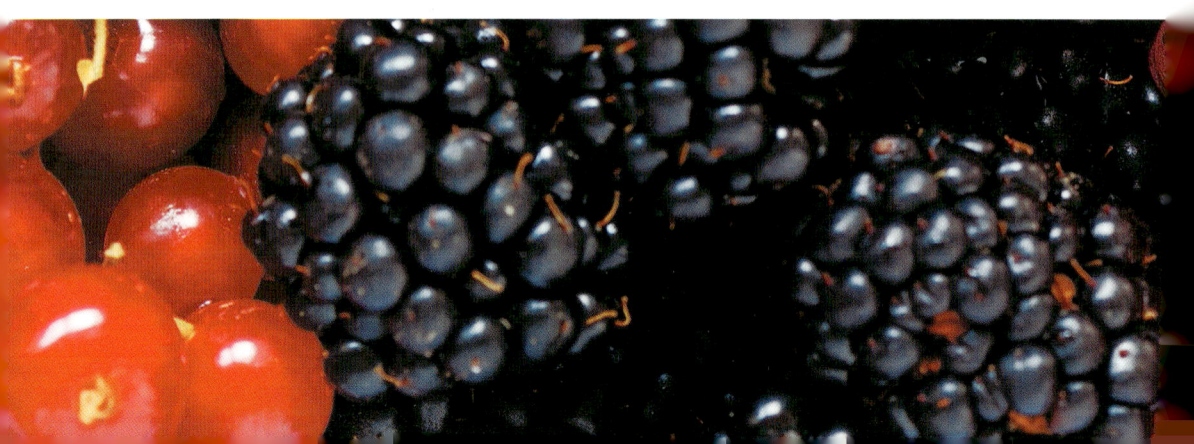

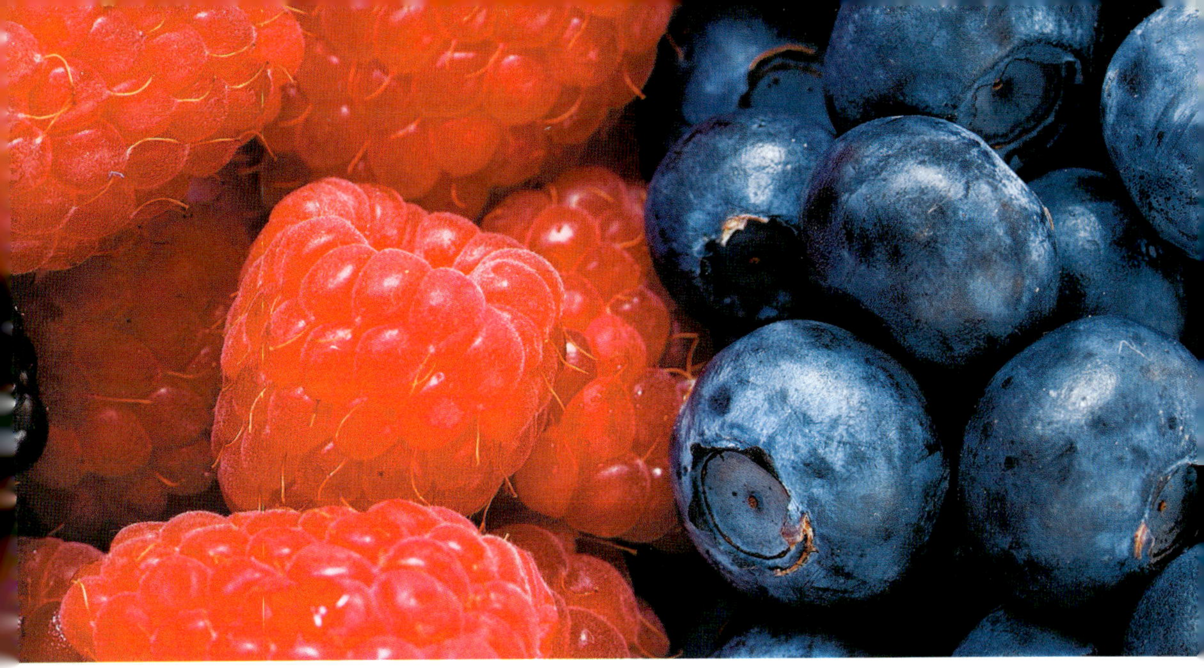

PARTE 2: DESINTOXICAÇÃO PARA EMAGRECER E SER SAUDÁVEL 133

CAPÍTULO 9: Métodos de desintoxicação 1-10 136

CAPÍTULO 10: Métodos de desintoxicação 11-21 150

PARTE 3: HISTÓRIAS DE SUCESSO 164

PARTE 4: UMA VISÃO GERAL DO SISTEMA DHEMM: UM SISTEMA DE EMAGRECIMENTO PERMANENTE 206

Apêndice A 227
Apêndice B 227

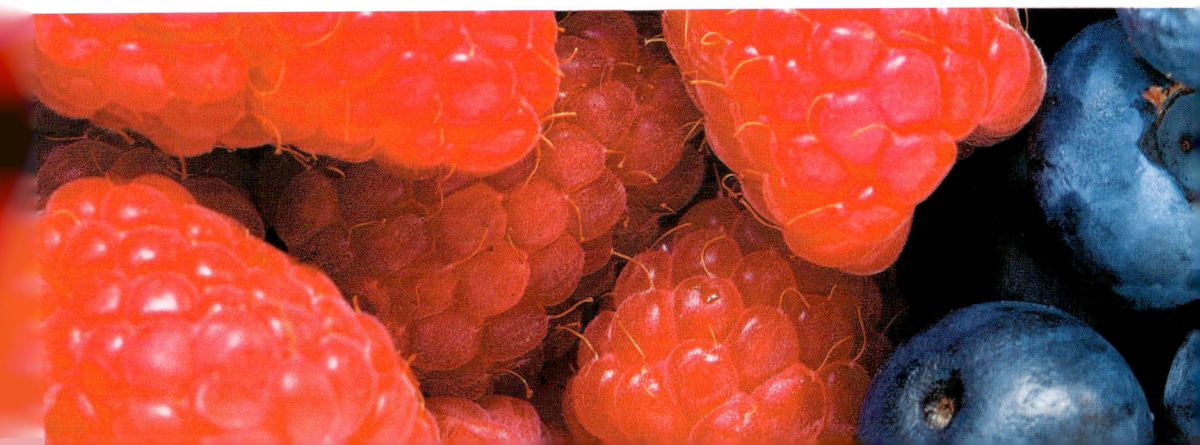

INTRODUÇÃO

Essa tem sido uma jornada incrível. Ao longo dos últimos anos, os sucos verdes vêm conquistando o mundo todo, e tenho orgulho de fazer parte de um movimento tão sensacional. Há alguns anos, apresentei ao mundo o *Detox de 10 dias* com sucos verdes; hoje, milhões de pessoas vêm consumindo sucos verdes não apenas para desintoxicar o organismo e emagrecer, mas também para melhorar a saúde e voltar a se sentir sexy — segundo alguns, pela primeira vez em anos. O Detox de 10 dias com sucos verdes modifica hábitos alimentares, ajuda a eliminar a avidez por doces e reprograma o apetite, fazendo com que você deseje consumir alimentos mais saudáveis. A questão é que não dá para repetir eternamente os 10 dias de detox. O ideal é que houvesse uma maneira de incorporar a filosofia dos sucos verdes a um plano de refeições mais duradouro. E esse é exatamente o objetivo do livro *Sucos verdes para sempre*.

Nas páginas que se seguem, vou mostrar como desintoxicar seu organismo, emagrecer de uma vez por todas e ter uma saúde excelente. Nesse Programa de 30 dias, você poderá desfrutar de deliciosos sucos verdes, refeições, lanches e sobremesas que alimentarão todas as células no seu corpo de tal maneira que você não apenas vai emagrecer, como também vai se tornar uma pessoa mais saudável e mais animada. O programa oferecerá ao seu corpo a nutrição de qualidade de que ele necessita e, ao mesmo tempo, limpará suas células e seus órgãos internos. Sua pele vai ficar mais viçosa, seus olhos vão se tornar mais saudáveis, seu cabelo vai ter mais brilho e, de modo geral, você vai aparentar ser mais jovem e radiante!

Após os trinta dias, você nunca mais vai precisar fazer dieta. Uma dieta típica é aquela que se faz durante um período de tempo específico. O que costuma acontecer quando você "sai" da dieta? Engorda tudo de novo. Com o Programa de 30 dias, vamos treinar suas papilas gustativas para que desejem e anseiem por alimentos mais saudáveis, de modo que você nunca mais precise pensar em fazer dieta outra vez. Para tanto, não é preciso contar calorias ou pontos, medir o tamanho das porções, ou comer alimentos industrializados e sem gosto. Seu corpo começará a desejar alimentos saudáveis e naturais.

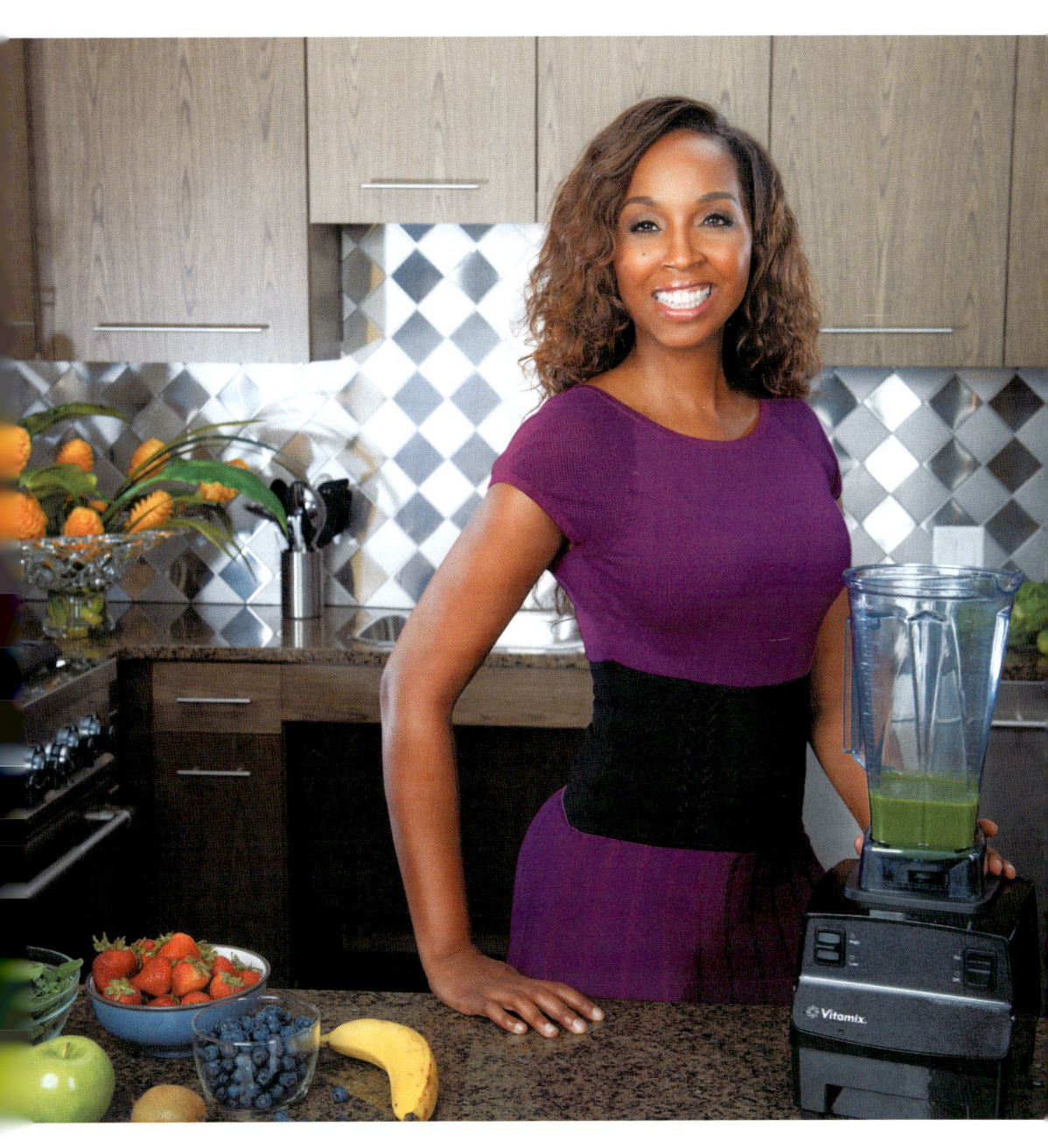

O QUE VOCÊ PODE ESPERAR:

- Perder até nove quilos em trinta dias
- Desintoxicar-se, ingerindo refeições saudáveis todos os dias
- Aumentar os níveis de energia e voltar a sentir-se jovem
- Reduzir a ânsia de comer açúcar, massas e pães
- Dormir melhor
- Fazer melhor a digestão e diminuir o inchaço, reduzindo as medidas da cintura.

Esse plano oferece uma solução permanente que pode ajudá-lo a criar e a viver o melhor da vida. Talvez você tenha obtido algum sucesso no passado, mas ainda não conseguiu alcançar o peso desejado. É hora de se comprometer com este programa, que tem proporcionado a muitas pessoas os resultados desejados.

Você tem vontade de melhorar sua vida, sua saúde e viver bem. Talvez tenha inventado mil desculpas no passado, mas agora algo bem dentro de você começa a sussurrar, talvez até mesmo a gritar, que a hora de mudar é AGORA. Saiba que você pode criar tudo o que deseja na vida, inclusive o corpo dos seus sonhos. Basta comprometer-se e decidir que a hora é AGORA. No fundo, você sabe que é hora de melhorar sua vida. Você decidiu embarcar nessa jornada de trinta dias porque quer — e merece — mais da vida. Não tenha medo, vou estar ao seu lado para apoiá-lo e animá-lo através do nosso grupo no Facebook, o Green Smoothie.

Milhões de pessoas aderiram ao movimento dos sucos verdes

Há alguns anos, depois de manter uma alimentação saudável e desintoxicante por anos, acabei acamada em decorrência de uma intoxicação pelo mercúrio presente nas minhas obturações dentárias! Os níveis de mercúrio em meu cérebro, intestino, fígado e rins estavam altíssimos. Fiquei de cama durante dois meses. E, quando tentava me levantar, o mero esforço de arrumar a cama já me forçava a deitar outra vez para descansar! Minha saúde, energia e motivação haviam se esgotado.

INTRODUÇÃO

Depois de uma recuperação longa e lenta, cheguei à conclusão de que precisava fazer alguma coisa para recuperar minha saúde e energia, bem como perder os quase dez quilos que eu havia adquirido quando fiquei de cama. Desenvolvi o Detox de 10 dias com sucos verdes depois que descobri o poder de cura das folhas verdes cruas. Além disso, como já era adepta da desintoxicação, eu sabia que precisava eliminar do meu corpo o excesso de resíduos e toxinas que tinham se acumulado em decorrência do envenenamento por mercúrio.

Depois que criei o Detox de 10 dias com sucos verdes, resolvi perguntar a meus amigos e familiares se não gostariam de me acompanhar nessa empreitada e me dar apoio. Meu objetivo era conseguir convencer dez pessoas a dizer sim. E não foi a minha surpresa quando descobri que havia cem pessoas dispostas a adotar o programa de limpeza! Criamos um grupo no Facebook para manter a motivação. Os resultados — compartilhados através de fotos e depoimentos — foram fenomenais e, em menos de dois meses, cerca de 10 mil pessoas entraram no grupo do Facebook e decidiram fazer a limpeza conosco. Em apenas dez dias, os participantes estavam perdendo entre 4 e 7 quilos, sentindo-se mais energizados, revertendo problemas de saúde e desfrutando de um bem-estar que havia anos não sentiam.

Quando concluí minha primeira limpeza, eu havia perdido cinco quilos. Meus níveis de energia tinham aumentado bastante, minha pele estava radiante, e a digestão e o inchaço haviam melhorado. Voltei a me sentir renovada e motivada! Antes de iniciar o processo de limpeza, eu tomava 24 suplementos por dia para ajudar meu organismo a se recuperar do envenenamento por mercúrio. Desde que concluí a limpeza, venho tomando apenas quatro suplementos por dia e tenho uma perspectiva tão positiva com relação à minha saúde que hoje tenho energia para me concentrar novamente nos meus sonhos e metas de vida. Descobri que os sucos verdes são uma excelente maneira de proporcionar ao corpo a nutrição adequada, não só para mantê-lo saudável e cheio de vigor, mas também para nutrir nele a centelha de vida.

Avancemos no tempo. Hoje, o programa de limpeza com sucos verdes permitiu que, ao todo, as pessoas eliminassem quase 1 milhão de quilos;

INTRODUÇÃO

com isso, transformei o programa em um livro, *Detox de 10 dias*, que encabeça a lista dos mais vendidos do *New York Times*. As técnicas ali descritas são tão bem-sucedidas e a propaganda boca a boca sobre a dieta é tão orgânica que ele se manteve na lista dos mais vendidos do *New York Times* por mais de 52 semanas consecutivas, e hoje ultrapassamos a marca de 1 milhão de seguidores/fãs. Agora, a pergunta que mais nos fazem é: *O que devo fazer depois do detox de 10 dias?* O Programa de 30 dias é a resposta.

O Detox de 10 dias com sucos verdes é uma excelente maneira de se desintoxicar e dar o pontapé inicial no processo de emagrecimento; o Programa de 30 dias lhe permite continuar com o emagrecimento e mantê-lo. Após a limpeza de 10 dias, você pode usar este livro para dar sequência ao sucesso que alcançou. Aqui, oferecemos um plano de refeições para trinta dias e novas receitas. Trata-se de um plano alimentar de longo prazo que você pode manter para o resto da vida. O Programa de 30 dias vai muito além para ajudá-lo a criar novos hábitos que garantirão o cumprimento dos seus objetivos de emagrecimento no longo prazo.

O Programa de 30 dias lhe ensina a usar os sucos verdes e uma alimentação natural para emagrecer de uma vez por todas. Além de apresentar novas receitas de sucos verdes, também ensina a incorporar refeições saudáveis e naturais a sua dieta, a fazer pequenos lanches entre as refeições e até mesmo a incorporar sobremesas ao seu regime. Trata-se de um programa que você pode, de fato, manter para o resto da vida.

O que você vai encontrar neste livro?

A PARTE 1 contém uma amostra de um plano de refeições, com trinta dias de receitas de sucos verdes, refeições, lanches e sobremesas. Inclui um regime prescritivo com um passo a passo, a ser seguido diariamente, além de listas de compras, receitas, orientações, perguntas mais frequentes e muito mais. Você vai ficar surpreso ao constatar que o seu corpo começará a ansiar por alimentos saudáveis, permitindo que você siga o programa com facilidade. Basta seguir as orientações relativas a cada dia e ouvir seu corpo, que o recompensará pelos esforços.

INTRODUÇÃO

A PARTE 2 apresenta informações sobre 21 métodos de desintoxicação (vários dos quais ainda não haviam sido discutidos nos meus outros livros), bem como seus benefícios, custos, resultados esperados e tempo necessário até sua conclusão. O custo varia muito, indo de um investimento baixo, com ingredientes que podem ser encontrados com facilidade em um mercado local, a valores mais salgados, gastos em equipamentos e tratamentos que auxiliam a desintoxicação do organismo. Esses 21 métodos são utilizados pelos meus membros VIPs (vide Apêndice B) e são métodos comprovados, que as pessoas gostam de incorporar à sua dieta.

A PARTE 3 oferece uma motivação extra, apresentando várias histórias bem-sucedidas de pessoas que usaram os sucos verdes e uma alimentação saudável para emagrecer de uma vez por todas. Essas histórias vão ajudá-lo a ver que você também pode chegar lá. Pessoas iguaizinhas a você obtiveram um sucesso extraordinário. São indivíduos que perderam 20 quilos ou mais e não voltaram a engordar depois que incorporaram sucos verdes e refeições saudáveis e naturais à sua dieta. Nessa parte, você poderá ler suas histórias, narradas por elas próprias, e ver fotos do antes e do depois.

A PARTE 4 apresenta uma noção geral do Sistema DHEMM (do inglês **D**etox, **H**ormonal Balance, **E**at Clean, **M**ental Mastery, **M**ove [Detox, Equilíbrio hormonal, Alimentação saudável, Domínio mental, Mexer-se]) e compartilha detalhes de como obter mais informações sobre o assunto. Anos atrás, revolucionei o setor de emagrecimento com o Sistema DHEMM, uma abordagem de emagrecimento no longo prazo, que inclui tópicos avançados, como, por exemplo, equilibrar os hormônios para perder peso. Essa seção apresenta minha filosofia DHEMM.

• • •

O Programa de 30 dias funciona como um mapa que lhe permitirá descobrir um caminho para o emagrecimento de uma vez por todas. Trata-se de uma maneira inteiramente nova de viver e de desfrutar dos alimentos. Nos últimos anos, descobri que o segredo para perder peso não está em evitar alimentos, mas sim em desfrutar deles. Os próximos trinta dias serão um desafio, mas você vai descobrir que a experiência será altamente recompensadora. Vai começar a se sentir bem consigo e melhor do que nunca em relação a si e ao seu corpo.

Resumindo, ao longo deste livro, você lerá sobre os seguintes programas desenvolvidos por mim:

- *Detox de 10 dias com sucos verdes:* Em geral, as pessoas iniciam o programa de emagrecimento com o Detox de 10 dias com sucos verdes. Existem duas versões dessa limpeza — uma completa e outra modificada — que oferecem duas opções, permitindo-lhe escolher a mais adequada às suas metas e ao seu estilo de vida. A versão completa consiste em três sucos verdes e lanches durante dez dias; a modificada consiste em dois sucos verdes, um jantar saudável e lanches durante dez dias.

- *Sucos verdes para sempre (Programa de 30 dias):* Concluídos os dez dias, as pessoas migram para o Programa de 30 dias. Elas o utilizam para incorporar sucos verdes à sua dieta diária, com o objetivo de continuar emagrecendo, manter o peso e melhorar a saúde em geral. No entanto, os sucos verdes são apenas uma parte do mosaico. Refeições, lanches e até sobremesas também fazem parte do programa. Este livro é voltado para os detalhes de como usar o Programa de 30 dias para alcançar seus objetivos de emagrecimento no longo prazo.

- *Sistema DHEMM:* O Sistema DHEMM é a mais abrangente abordagem referente a emagrecimento que garante não só que você vai perder peso, como também que não voltará a engordar. Na medida em que você tenta manter o emagrecimento, o Sistema DHEMM oferece todas as abordagens avançadas referentes à perda de peso que costumam ser deixadas de lado nas dietas tradicionais, inclusive desintoxicação e equilíbrio hormonal voltados para o emagrecimento. Na parte sobre DHEMM deste livro, você será apresentado a uma visão geral sobre esse sistema.

INTRODUÇÃO

• • •

Parabéns por assumir o controle da sua saúde ao cuidar do seu corpo e alimentá-lo com o que ele precisa para ser esguio, saudável e vibrante!

Saiba que você pode mudar. Pode ter uma vida muito melhor do que a que tem hoje. Imagine-se indo às compras e gostando do caimento das roupas em seu novo corpo. Pense em se sentir com níveis tão altos de energia que não vê a hora de se exercitar. Imagine como é ter controle total sobre a sua vida e as suas decisões alimentares. Pense em si com energia para assumir as rédeas da sua vida amorosa. Imagine finalmente ter confiança para concretizar sonhos que antes considerava impossíveis; para correr atrás daquela promoção que você merece ou montar o próprio negócio. Tudo isso e muito mais está à sua espera. Vivemos cercados por inúmeras escolhas alimentares insalubres que são atraentes e viciantes. Mas, com o Programa de 30 dias, você poderá deixar para trás seus antigos hábitos alimentares e criar outros novos e mais saudáveis. Sei que é preciso ter coragem para iniciar uma vida nova e uma nova relação com a comida. Estarei ao seu lado para apoiar e estimular suas tentativas. E, se precisar de apoio, junte-se ao nosso grupo no Facebook em: https://www.facebook.com/groups/Green.Smoothie.Cleanse

Dicas para o sucesso com sucos verdes

Os sucos verdes são repletos de vitaminas, minerais, antioxidantes, substâncias anti-inflamatórias, fitonutrientes, fibras, água e muito mais itens benéficos à saúde! Têm também uma grande concentração de clorofila, cuja estrutura é semelhante à da hemoglobina no sangue humano. Por isso, tomar um suco verde é como receber uma transfusão de sangue purificadora. Apesar da simplicidade, os sucos verdes proporcionam toneladas de benefícios nutricionais que propiciam um estilo de vida mais saudável. Entre eles incluem-se emagrecimento, maiores níveis de energia, diminuição do anseio por comer determinados alimentos, uma pele mais brilhante e muito mais.

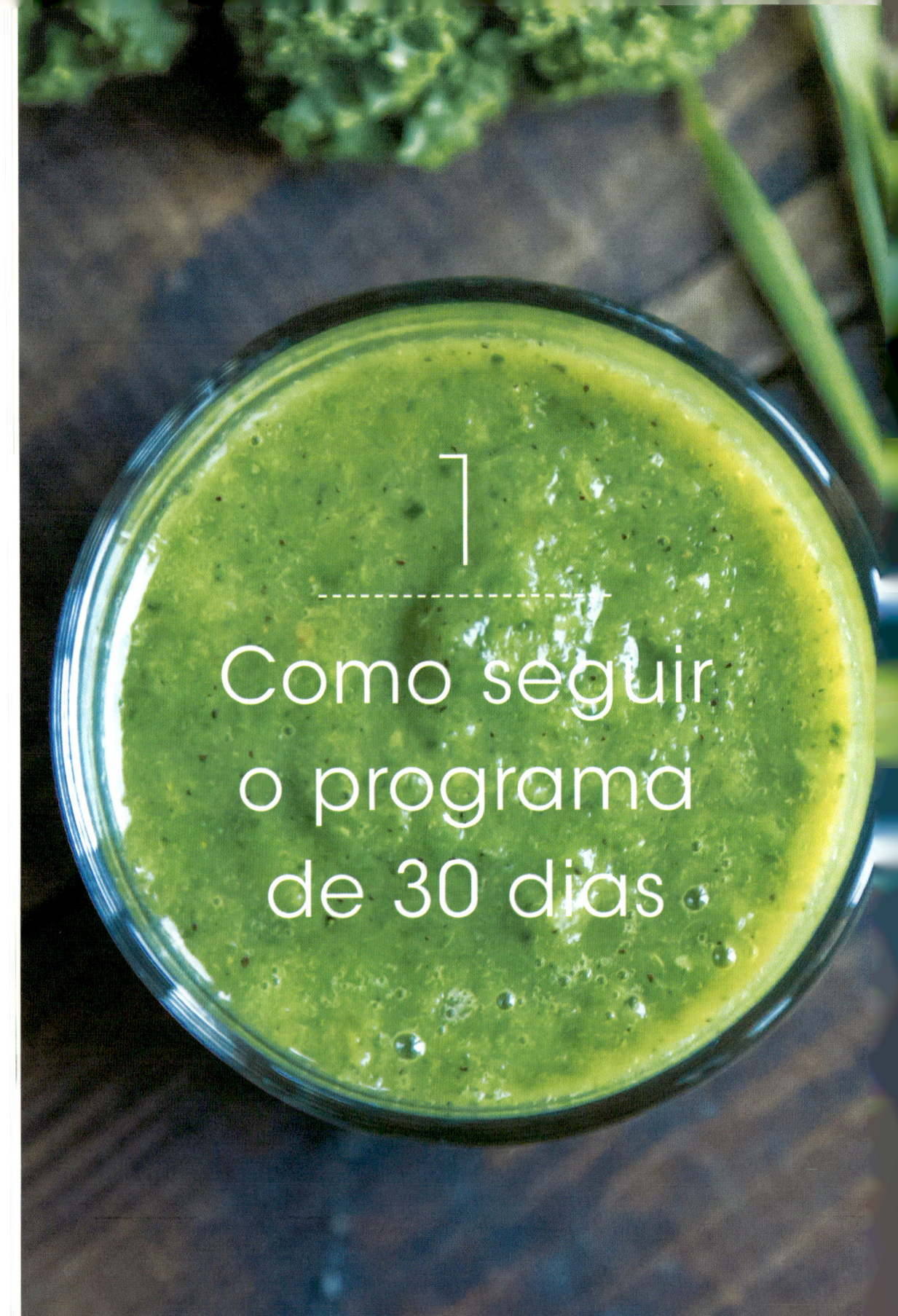

1

Como seguir o programa de 30 dias

COMO SEGUIR O PROGRAMA DE 30 DIAS

PARA GARANTIR O SUCESSO NO PROGRAMA DE 30 DIAS, SIGA ESSAS SEIS DIRETRIZES ESPECÍFICAS:

1. ***Beba dois sucos verdes e faça uma refeição saudável todos os dias.*** Todo dia, beba um suco verde no café da manhã e outro no almoço; na hora do jantar, faça uma refeição saudável. (Observação: você pode variar o esquema, desde que tome dois sucos verdes por dia: por exemplo, tome um suco verde no almoço e outro no jantar, se preferir.) Este livro fornece receitas de sucos verdes e um cardápio de refeições saudáveis para todos os trinta dias. Ao preparar a receita de suco verde pela manhã, divida-a pela metade: tome uma no café da manhã e outra na hora do almoço. Cada porção de suco verde deve conter de 300 ml a 410 ml de líquido. Se decidir tomar o suco mais tarde e levá-lo consigo ao sair de casa, mantenha-o refrigerado o máximo que puder.

2. ***Faça pequenos lanches para se sentir saciado.*** A boa-nova para quem já faz o Detox de 10 dias com sucos verdes é que ampliei a lista de lanchinhos. Você pode beliscar maçã, pipoca (com pouco sal), barras de proteína, homus, aipo, cenoura, pepino, brócolis e outras hortaliças crocantes ao longo do dia. Outros lanches ricos em proteína são pasta de amendoim sem açúcar, ovos cozidos ou nozes e sementes cruas e sem sal (apenas um punhado). Observe que a pasta de amendoim sem açúcar contém menos de 3 gramas de açúcar.

3. ***Desfrute de uma variedade de bebidas.*** Beba pelo menos oito copos de água (aproximadamente 2 litros) por dia, além de chás de ervas ou desintoxicantes à vontade. O ideal seria beber o chá desintoxicante assim que acordar pela manhã, pois ele auxilia no processo ao limpar os órgãos que ajudam na desintoxicação — rins, fígado e pele. Você pode também tomar uma xícara de café ou chá-verde por dia. Muitos especialistas acreditam que o café, na realidade, acelera o metabolismo, por isso, não há nada de errado em beber uma xícara por dia. Entretanto, quando o corpo precisa de várias xícaras de café por dia para "funcionar", é porque seu corpo está viciado e é hora de eliminar esse vício.

PARA MANTER A PERDA DE PESO

AQUI ESTÃO ALGUMAS DICAS PARA AJUDAR VOCÊ A CONTINUAR EMAGRECENDO DEPOIS DOS TRINTA DIAS:

1. *Beba um suco verde e faça duas refeições saudáveis por dia.* Nunca abandone os sucos verdes. Todo dia, beba um no café da manhã e faça refeições leves e saudáveis no almoço e no jantar. Na verdade, você pode substituir qualquer refeição do dia por um suco verde; há quem goste de tomar um café da manhã mais consistente de vez em quando e ingerir o suco verde no jantar. A prática de tomar um suco verde por dia não só ajudará a manter o emagrecimento como também proporcionará ao corpo a nutrição de que ele necessita.

2. *Faça refeições mais frequentes.* É importante comer regularmente para manter o metabolismo acelerado. O objetivo é não deixar que se passem mais de quatro horas sem fazer uma refeição ou um lanche. Comemos a cada três ou quatro horas porque, se comermos menos vezes, enviamos ao corpo um sinal de que estamos passando fome e privação, o que faz com que o organismo responda desacelerando a taxa metabólica e preservando as reservas de gordura existentes no corpo. Por isso, coma mais vezes. Aqui estão excelentes opções de lanches: pipoca, maçã, aipo, cenoura, pepino, brócolis e outras hortaliças crocantes ao longo do dia. Entre os lanches ricos em proteína estão: pasta de amendoim sem açúcar, ovos cozidos, atum com pouco sódio e nozes e sementes cruas e sem sal (apenas um punhado).

3. *Planeje as suas refeições.* Quando se trata de manter a perda de peso, planejar as refeições é a coisa mais fácil que você pode fazer para ser bem-sucedido. O segredo está em reservar um tempo toda semana para

planejar suas refeições. Defina quais você pretende preparar e cozinhe para a semana inteira. Dedique um dia da semana às compras e ao planejamento das refeições.

4. *Passe menos tempo na cozinha.* Preparar mais de uma porção no jantar para que sobre o suficiente para o almoço do dia seguinte poupa bastante tempo. Além disso, você pode usar a proteína (carne) do jantar para preparar uma salada e já ter pronto o almoço do dia seguinte. Outra dica é preparar *wraps* com folhas de alface e a proteína do jantar para levar de almoço no dia seguinte. A alface americana funciona bem para os *wraps*. Dicas assim ajudam a poupar tempo e dinheiro.

5. *Faça um caderno de receitas e dedique um dia às compras de supermercado.* Crie uma lista de compras para suas receitas preferidas. Ao encontrar receitas de novos pratos que o agradem, acrescente-as a uma caixa de receitas que possa consultar com facilidade. É possível comprar uma caixa de receitas com divisórias para cartões, assim você tem um acesso fácil e rápido a elas. Você também pode experimentar alguns dos aplicativos para organização de receitas. Programe-se para fazer compras em determinado dia da semana e não deixe de fazer nem as compras nem o planejamento das refeições.

6. *Permita-se recompensas.* Embora manter a perda de peso seja um esforço para a vida inteira, podemos nos permitir algumas "recompensas" de vez em quando durante a semana. O objetivo é manter os novos hábitos saudáveis e se permitir de duas a três "recompensas" ao longo da semana. No meu caso, por mais que eu goste das recompensas, logo começo a ansiar por voltar aos meus hábitos alimentares saudáveis pelo bem-estar e benefícios à minha aparência que me proporcionam. Acrescentando essas recompensas, você também desacostuma o metabolismo. Isso lhe dá a flexibilidade de se permitir certas guloseimas como recompensas por manter um estilo de vida saudável a longo prazo.

7. *Mexa-se e mantenha-se ativo.* É importante praticar exercícios pelo menos de três a cinco dias por semana. Pode ser qualquer tipo de atividade física que se adeque ao seu nível de condicionamento, mesmo que seja apenas uma caminhada de 20 a 30 minutos.

8. ***Comprometa-se.*** Se quiser manter o peso depois de emagrecer, procure um grupo de apoio ou alguém com quem possa se comprometer a evitar os antigos hábitos. Para manter a motivação, participe ativamente do grupo de apoio ou junte-se a um fórum on-line.

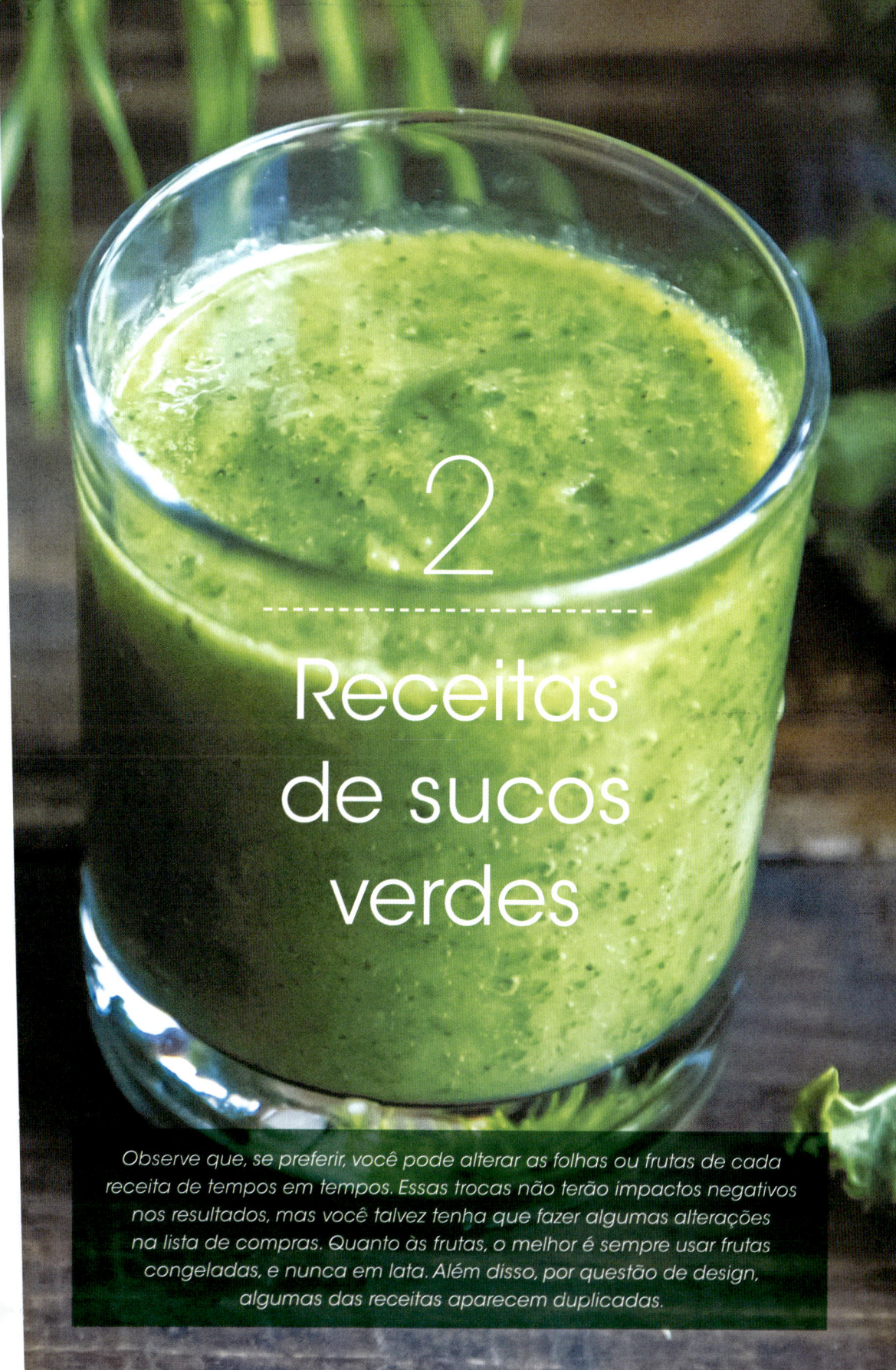

2
Receitas de sucos verdes

Observe que, se preferir, você pode alterar as folhas ou frutas de cada receita de tempos em tempos. Essas trocas não terão impactos negativos nos resultados, mas você talvez tenha que fazer algumas alterações na lista de compras. Quanto às frutas, o melhor é sempre usar frutas congeladas, e nunca em lata. Além disso, por questão de design, algumas das receitas aparecem duplicadas.

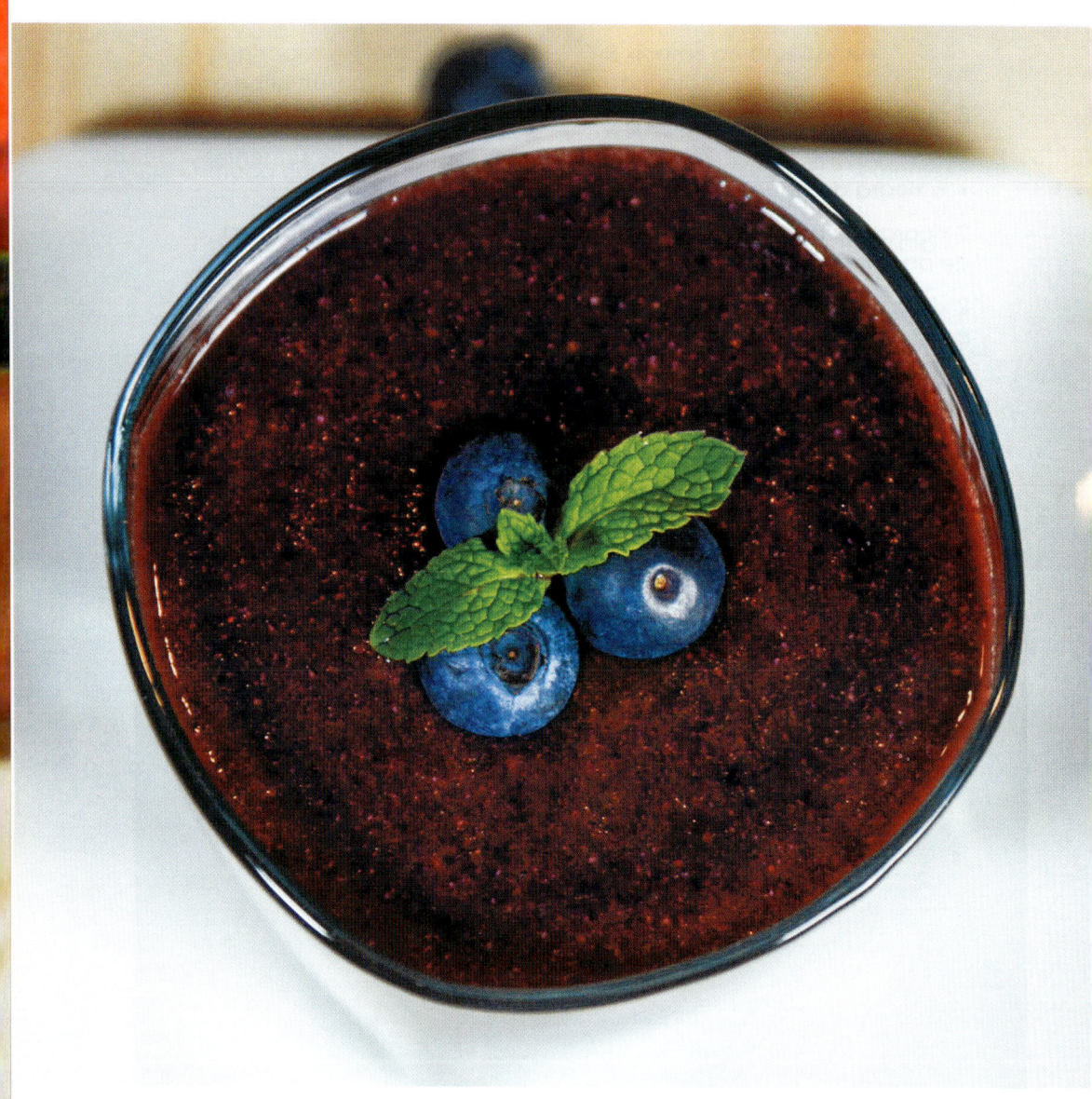

RECEITAS DE SUCOS VERDES

DIA 8

COUVE COM *BLUEBERRY*

- 2 punhados de folhas de espinafre fresco
- 1 punhado de folhas de couve fresca
- 1 ½ xícara de água
- 2 xícaras de pedaços grandes de abacaxi congelado
- 2 xícaras de *blueberries* congelados
- 2 sachês de estévia
- 2 colheres (sopa) de sementes de linhaça moídas
- Opcional: 1 colher medidora de proteína em pó

Ponha as folhas e a água no liquidificador; bata até obter a consistência de suco. Desligue o liquidificador e acrescente o abacaxi, os *blueberries*, a estévia, as sementes de linhaça e a proteína em pó (se for usar). Bata até obter uma mistura cremosa.

DIA 9
BANANA COM COUVE

- 2 punhados de folhas de espinafre fresco
- 1 punhado de folhas de couve fresca
- 1 ½ xícara de água
- 2 xícaras de morangos congelados
- 1 xícara de pedaços grandes de abacaxi congelado
- 1 banana sem casca
- 2 sachês de estévia
- 2 colheres (sopa) de sementes de linhaça moídas
- Opcional: 1 colher medidora de proteína em pó

Ponha as folhas e a água no liquidificador; bata até obter a consistência de suco. Desligue o liquidificador e acrescente os morangos, o abacaxi, a banana, a estévia, as sementes de linhaça e a proteína em pó (se for usar). Bata até obter uma mistura cremosa.

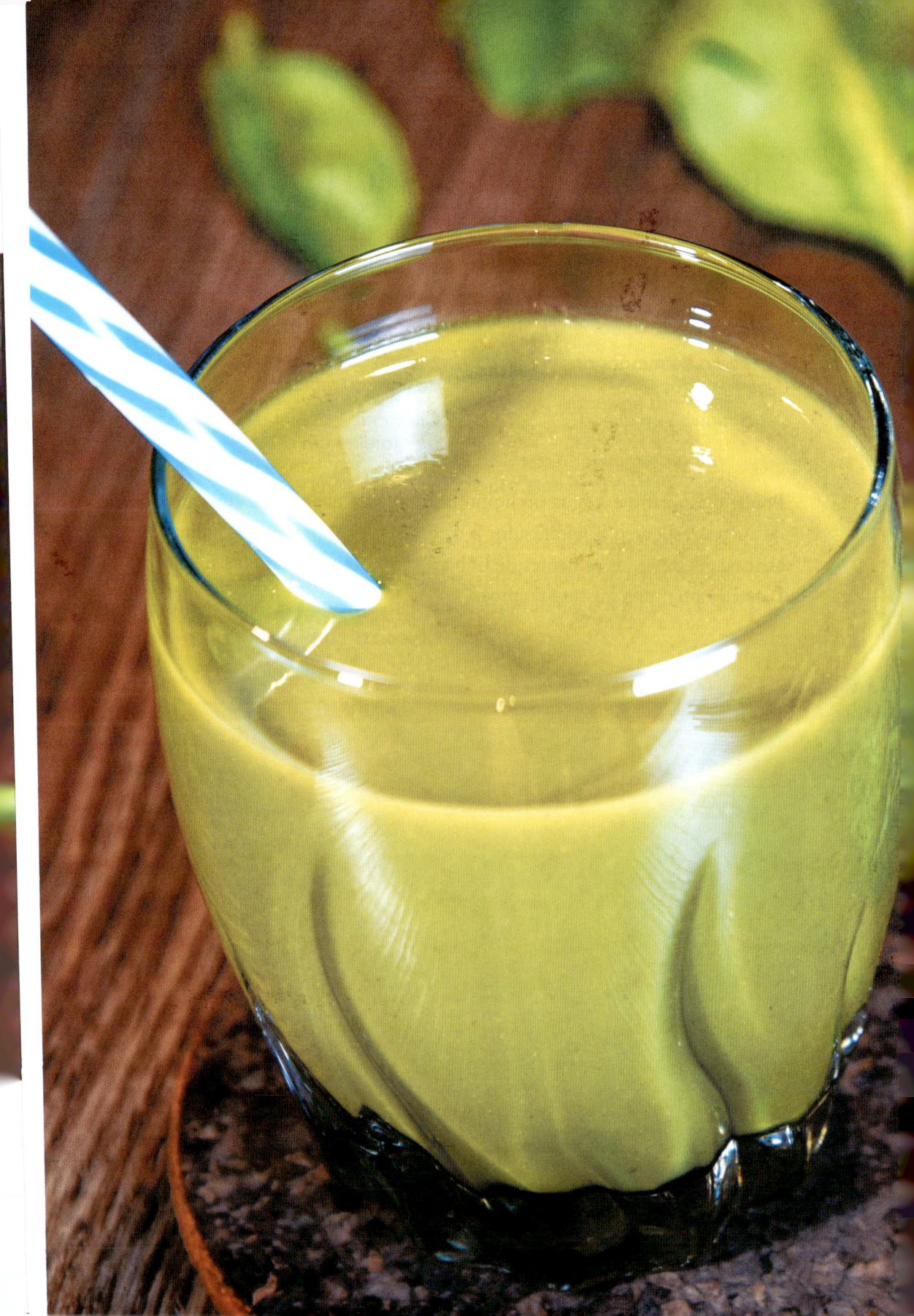

DIA 19
BANANA COM MANGA

2 punhados de alface de tipos variados

1 punhado de folhas de espinafre fresco

2 xícaras de água

1 banana sem casca

1 xícara de pedaços grandes de abacaxi congelado

1 ½ xícara de pedaços grandes de manga congelada

1 xícara de frutas vermelhas congeladas

3 sachês de estévia

2 colheres (sopa) de sementes de linhaça moídas

Opcional: 1 colher medidora de proteína em pó

Ponha as folhas e a água no liquidificador; bata até obter a consistência de suco. Desligue o liquidificador e acrescente a banana, o abacaxi, a manga, as frutas vermelhas, a estévia, as sementes de linhaça e a proteína em pó (se for usar). Bata até obter uma mistura cremosa.

RECEITAS DE SUCOS VERDES

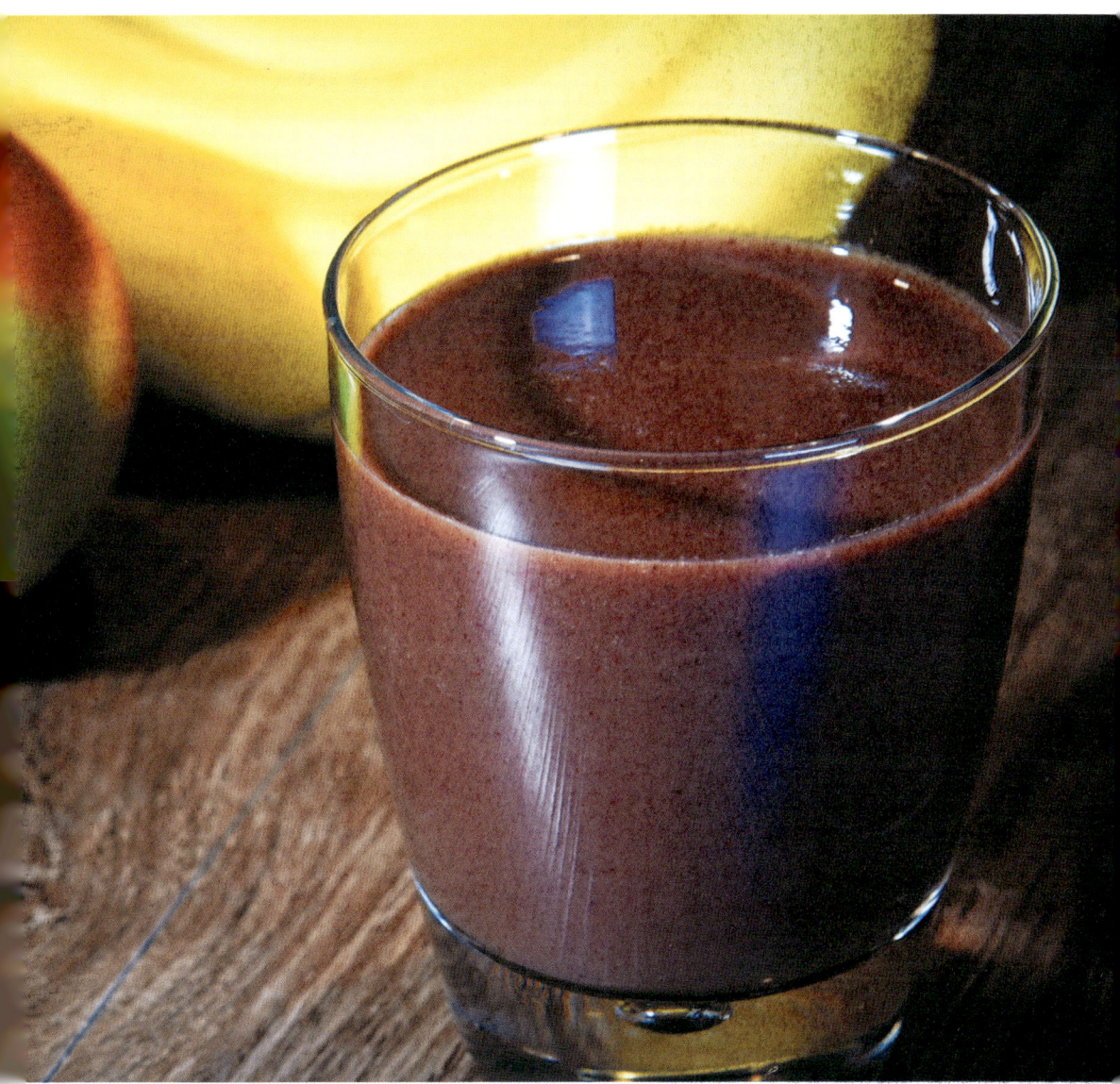

DIA 20
BANANA COM PÊSSEGO

- 3 punhados de folhas de espinafre fresco
- 2 xícaras de água
- 1 banana sem casca
- 1 xícara de pedaços grandes de abacaxi congelado
- 2 xícaras de fatias de pêssego congelado
- 1 ½ sachê de estévia
- 2 colheres (sopa) de sementes de linhaça moídas
- Opcional: 1 colher medidora de proteína em pó

Ponha o espinafre e a água no liquidificador; bata até obter a consistência de suco. Desligue o liquidificador e acrescente a banana, o abacaxi, o pêssego, a estévia, as sementes de linhaça e a proteína em pó (se for usar). Bata até obter uma mistura cremosa.

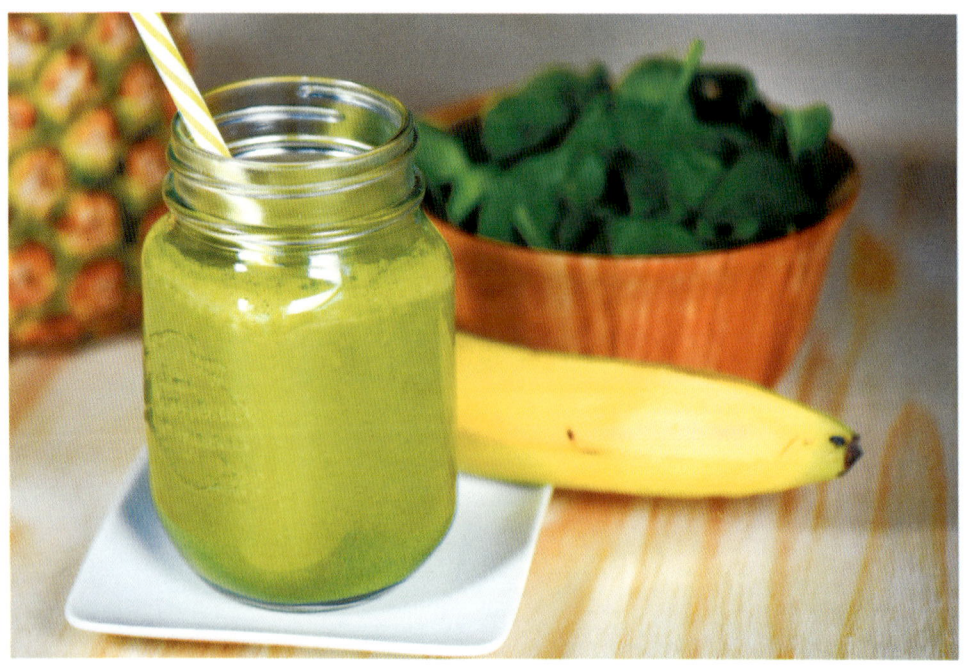

DIA 21
ESPINAFRE COM *BLUEBERRY*

- 3 punhados de folhas de espinafre fresco
- 2 xícaras de água
- 1 ½ xícara de *blueberries* congelados
- 1 xícara de fatias de pêssego congelado
- 1 xícara de uvas sem caroço frescas ou congeladas
- 3 sachês de estévia
- 2 colheres (sopa) de sementes de linhaça moídas
- Opcional: 1 colher medidora de proteína vegetal em pó

Ponha o espinafre e a água no liquidificador; bata até obter a consistência de suco. Desligue o liquidificador e acrescente os *blueberries*, o pêssego, as uvas, a estévia, as sementes de linhaça e a proteína em pó (se for usar). Bata até obter uma mistura cremosa.

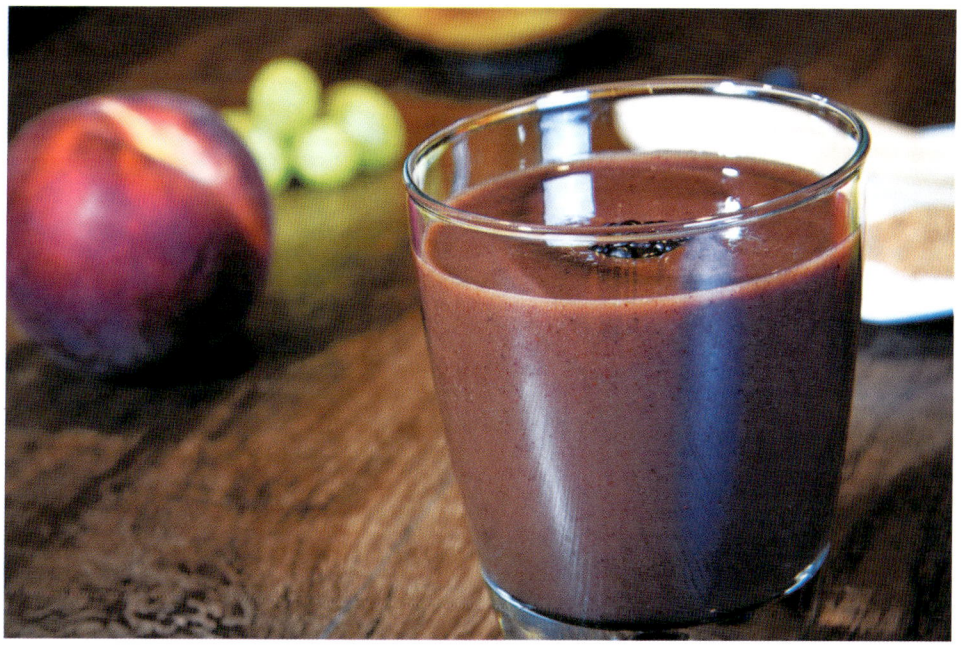

DIA 22
FRUTAS VERMELHAS COM BANANA E COUVE

- 1 punhado de folhas de couve fresca
- 2 punhados de folhas de espinafre fresco
- 2 xícaras de água
- 2 xícaras de *blueberries* congelados
- 1 maçã cortada em quatro, sem sementes
- 1 banana sem casca
- 2 sachês de estévia
- 2 colheres (sopa) de sementes de linhaça moídas
- Opcional: 1 colher medidora de proteína em pó

Ponha as folhas e a água no liquidificador; bata até obter a consistência de suco. Desligue o liquidificador e acrescente os *blueberries*, a maçã, a banana, a estévia, as sementes de linhaça e a proteína em pó (se for usar). Bata até obter uma mistura cremosa.

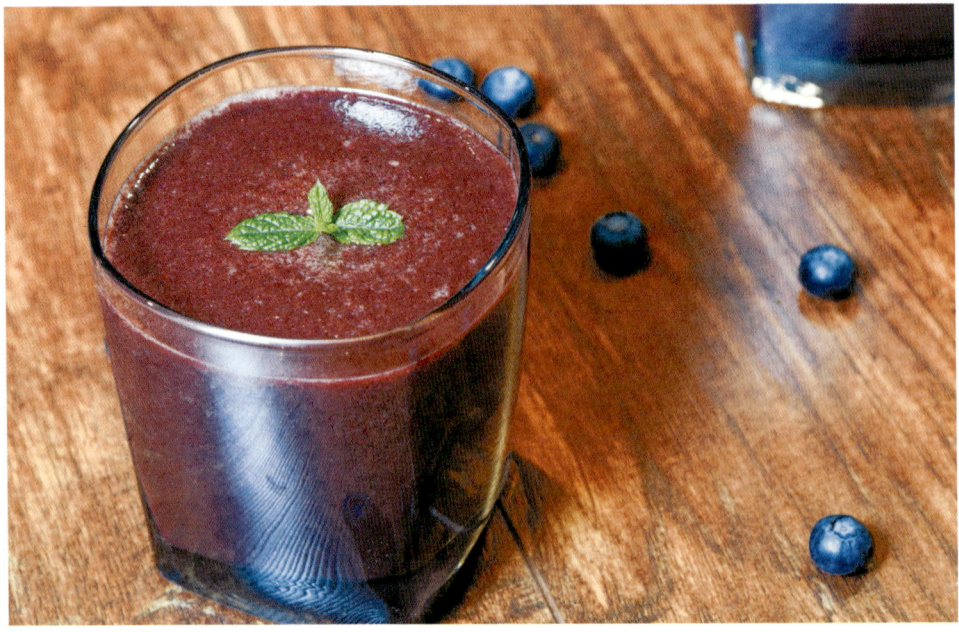

DIA 23
ESPINAFRE COM MANGA

- 3 punhados de folhas de espinafre fresco
- 2 xícaras de água
- 1 maçã cortada em quatro, sem sementes
- 1 ½ xícara de pedaços grandes de manga congelada
- 2 xícaras de morangos congelados
- 1 sachê de estévia
- 2 colheres (sopa) de sementes de linhaça moídas
- Opcional: 1 colher medidora de proteína em pó

Ponha o espinafre e a água no liquidificador; bata até obter a consistência de suco. Desligue o liquidificador e acrescente a maçã, a manga, os morangos, a estévia, as sementes de linhaça e a proteína em pó (se for usar). Bata até obter uma mistura cremosa.

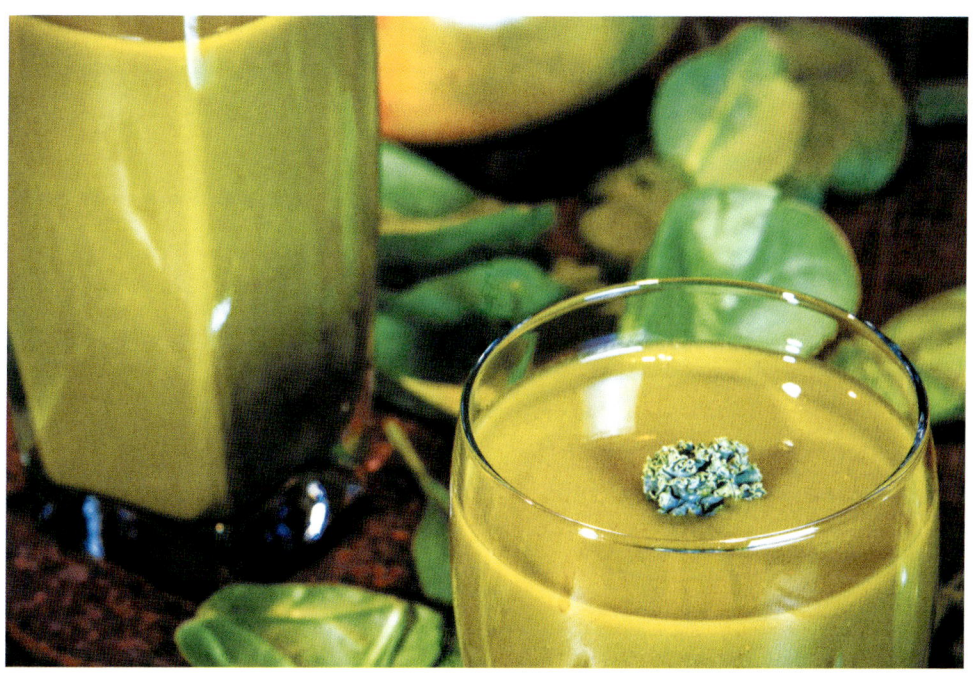

DIA 24
PÊSSEGO COM ABACAXI

1 punhado de folhas de couve fresca

2 punhados de folhas de espinafre fresco

2 xícaras de água

1 ½ xícara de fatias de pêssego congelado

2 xícaras de pedaços grandes de abacaxi congelado

2 sachês de estévia

2 colheres (sopa) de sementes de linhaça moídas

Opcional: 1 colher medidora de proteína em pó

Ponha as folhas e a água no liquidificador; bata até obter a consistência de suco. Desligue o liquidificador e acrescente o pêssego, o abacaxi, a estévia, as sementes de linhaça e a proteína em pó (se for usar). Bata até obter uma mistura cremosa.

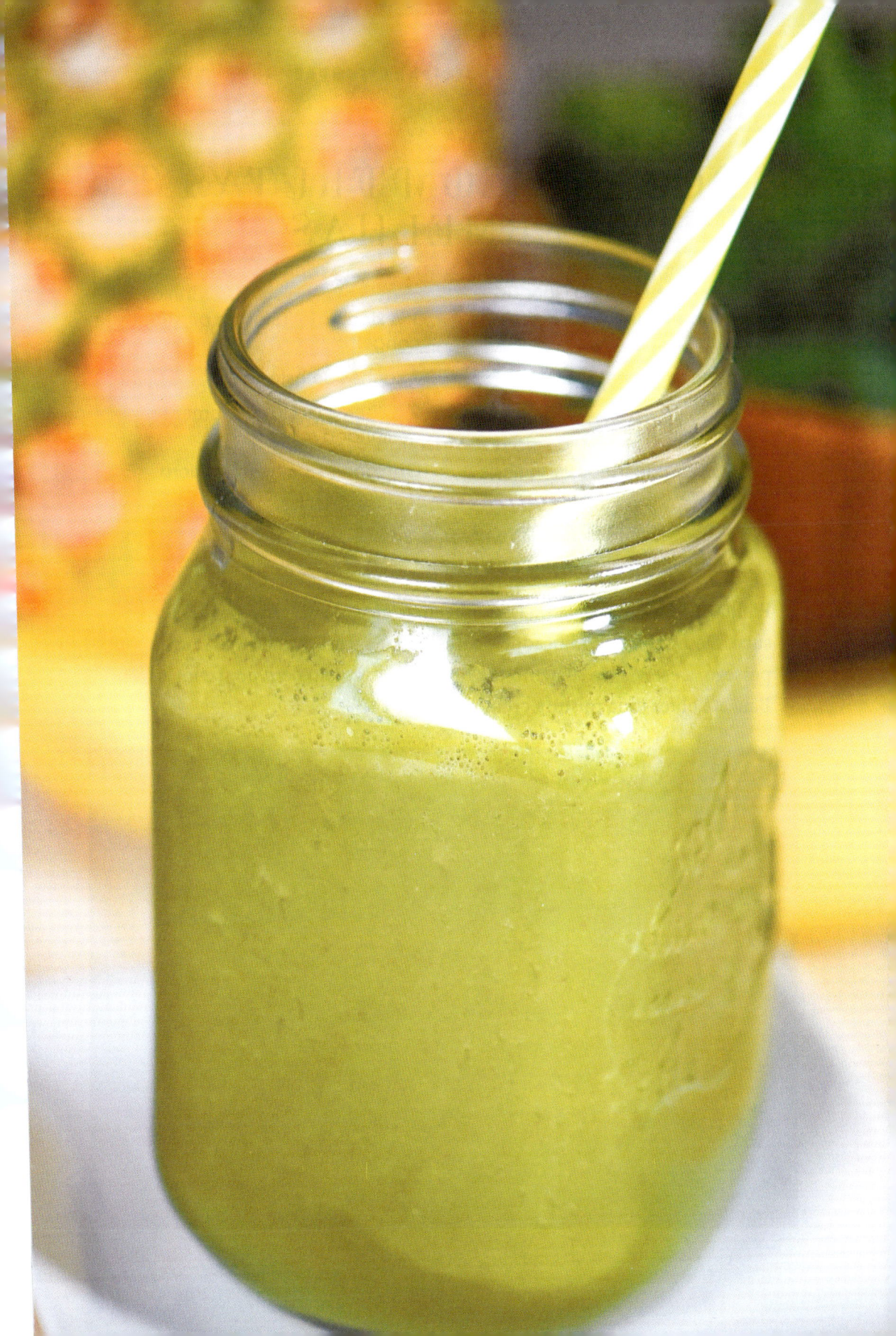

DIA 27

COUVE COM *BLUEBERRY*

- 1 punhado de folhas de couve fresca
- 2 punhados de folhas de espinafre fresco
- 1 ½ xícara de água
- 2 xícaras de pedaços grandes de abacaxi congelado
- 2 xícaras de *blueberries* congelados
- 2 sachês de estévia
- 2 colheres (sopa) de sementes de linhaça moídas
- Opcional: 1 colher medidora de proteína em pó

Ponha as folhas e a água no liquidificador; bata até obter a consistência de suco. Desligue o liquidificador e acrescente o abacaxi, os *blueberries*, a estévia, as sementes de linhaça e a proteína em pó (se for usar). Bata até obter uma mistura cremosa.

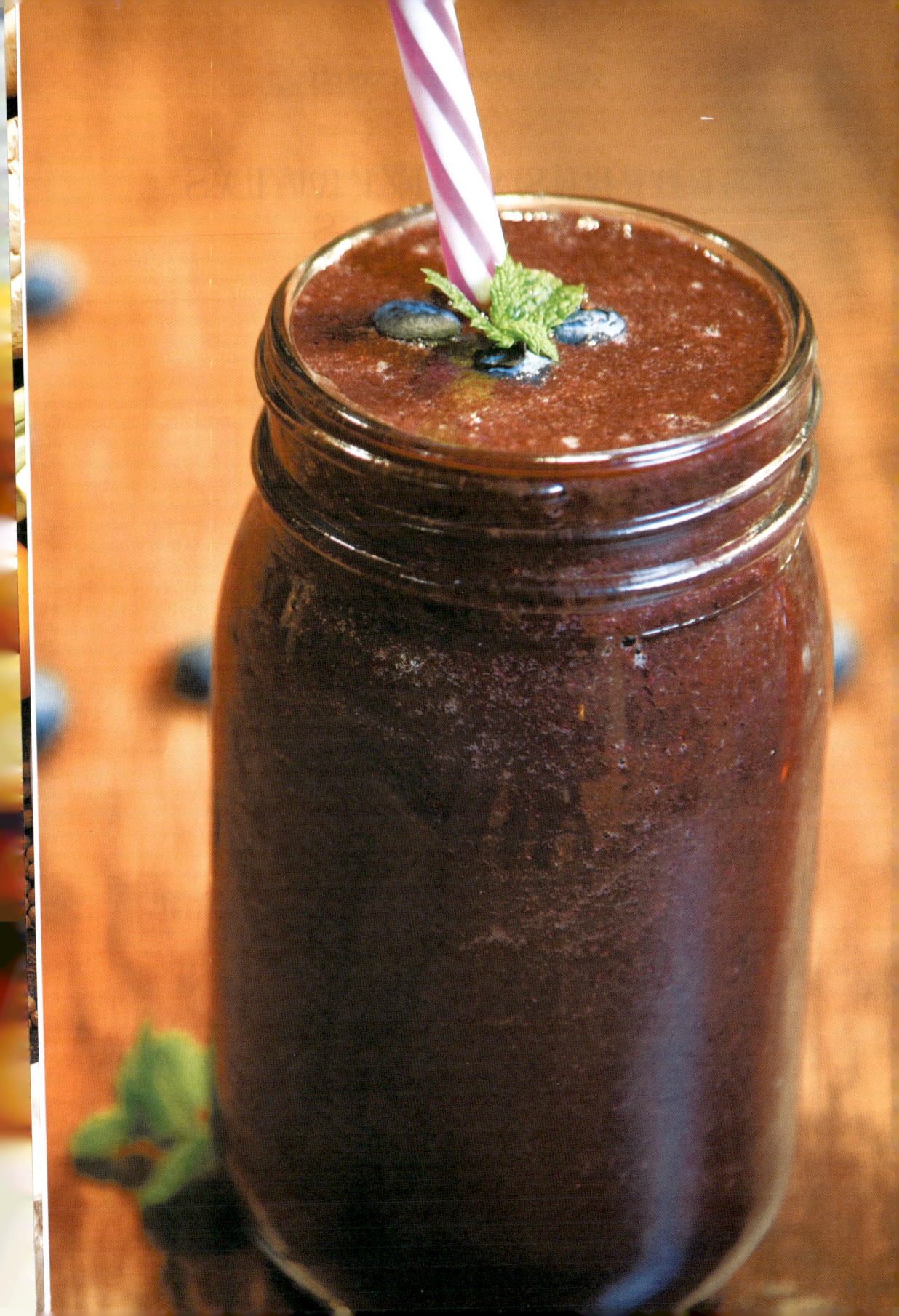

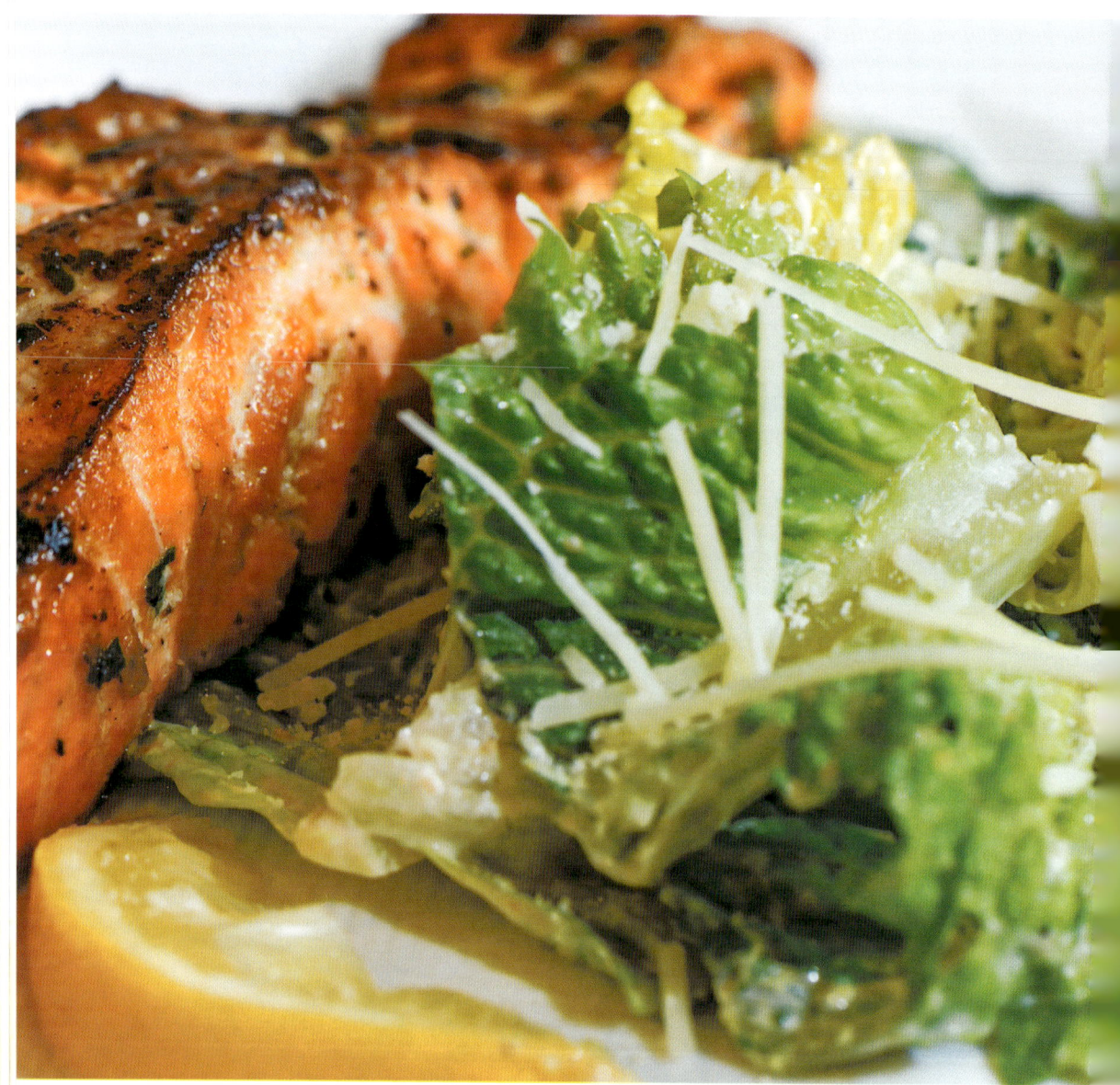

DIAS 3 & 4

SALADA CAESAR COM SALMÃO

RENDIMENTO: 2 PORÇÕES

- 1 colher (chá) de sal de alho
- ½ colher (chá) de *lemon pepper*
- 2 filés de salmão sem pele (de 140 a 170 g)
- 1 colher (sopa) de azeite extravirgem
- 2 maços de alface-romana lavados e secos
- ½ xícara de molho Caesar (com pouco sódio)
- 1 colher (sopa) de queijo parmesão ralado
- Pimenta-do-reino moída na hora (a gosto)

Tempere os filés de salmão com sal de alho e *lemon pepper*.

Aqueça em fogo médio-alto uma frigideira funda, acrescente o azeite e gire a frigideira de um lado para o outro até cobrir por completo o fundo.

Acrescente o salmão e cozinhe de 2 a 3 minutos, até que a parte de baixo esteja uniformemente dourada e ligeiramente crocante.

Vire o salmão e cozinhe de 4 a 6 minutos, até alcançar a temperatura desejada.

Enquanto o salmão está cozinhando, rasgue as folhas de alface e coloque em uma saladeira grande.

Acrescente o molho, o parmesão ralado e a pimenta-do-reino. Junte tudo até todos os ingredientes ficarem bem misturados.

Corte os filés de salmão ao meio, coloque sobre a salada e sirva.

DIAS 5 & 6

FRANGO ASSADO COM HORTALIÇAS

RENDIMENTO: 2 PORÇÕES

1 kg de peito de frango sem pele, cortado em quatro

Sal marinho

Pimenta-do-reino moída na hora

1 limão cortado ao meio

3 colheres (sopa) de azeite extravirgem

1 xícara de floretes de brócolis

1 xícara de cenouras baby cortadas em palitos de mais ou menos 1 cm

1 cebola roxa pequena cortada em fatias finas

2 colheres (sopa) de *dill* fresco picado

Preaqueça o forno a 250°C.

Lave o frango e enxugue com papel-toalha.

Tempere com sal e pimenta-do-reino e transfira para uma assadeira.

Esprema meio limão sobre o frango e regue com 1 colher (sopa) do azeite.

Leve o frango ao forno e asse por 15 minutos.

Misture o brócolis, a cenoura e a cebola com as 2 colheres (sopa) de azeite restantes em uma saladeira e tempere com sal e pimenta.

Tire o frango do forno e distribua as hortaliças ao redor dele na assadeira.

Volte com a assadeira para o forno e asse de 20 a 25 minutos, até as hortaliças ficarem macias e o frango ficar bem dourado e cozido por dentro.

Tire a assadeira do forno e esprema o meio limão restante sobre o frango e as hortaliças.

Guarneça com o *dill* e tempere com sal e pimenta antes de servir.

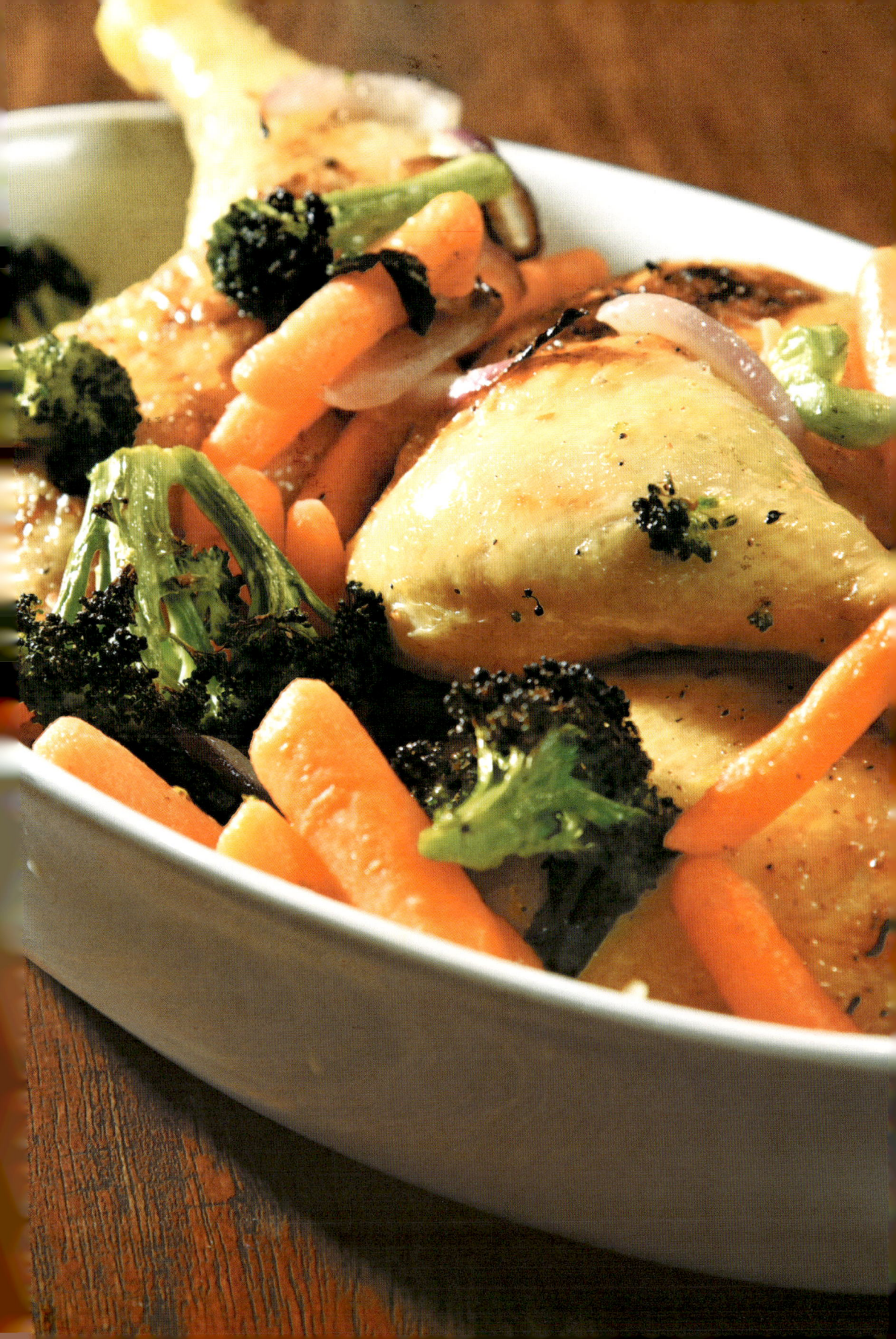

SUCOS VERDES PARA SEMPRE

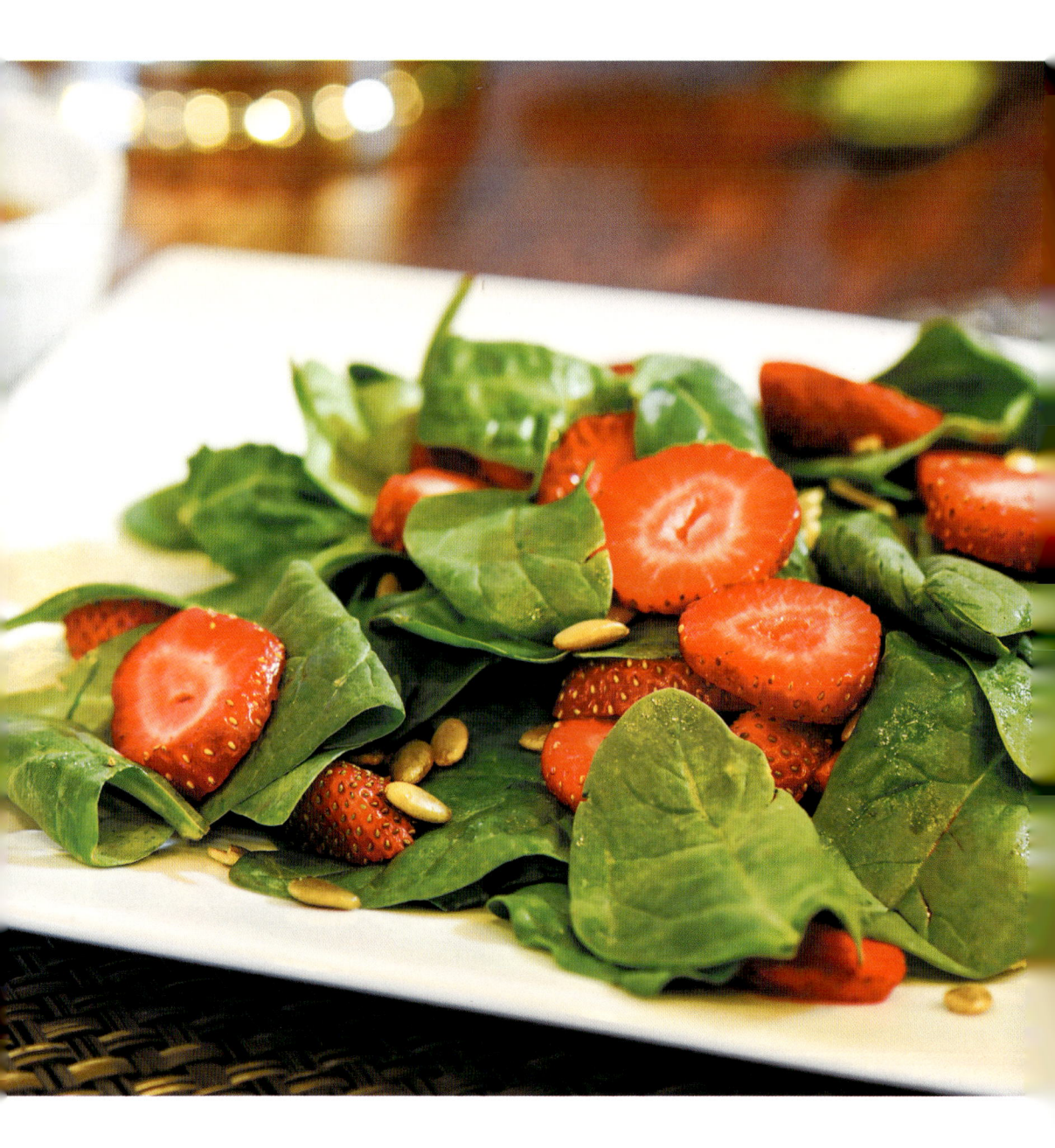

DIAS 7 & 8
SALADA DE MORANGO COM ESPINAFRE

RENDIMENTO: 2 PORÇÕES

5 xícaras de espinafre baby

1 xícara de morangos lavados e fatiados (tire o talo)

¼ de xícara de sementes de abóbora tostadas

VINAGRETE

¼ de xícara de azeite extravirgem

2 colheres (sopa) de vinagre de vinho tinto

1 colher (chá) de mostarda Dijon

1 colher (chá) de agave

Uma pitada de sal marinho

Coloque o espinafre e ½ xícara dos morangos em uma vasilha grande.

Prepare o vinagrete: Misture o azeite, o vinagre, a mostarda, o agave e o sal em uma vasilha pequena.

Despeje o vinagrete sobre a salada de espinafre e morango, misturando para distribuir bem o molho.

Salpique as sementes de abóbora e acrescente a ½ xícara de morangos restante. Sirva em tigelas.

DAYS 9 & 10

SALADA DE COUVE COM VIEIRAS GRELHADAS

RENDIMENTO: 2 PORÇÕES

1 ½ xícara de feijão-preto cozido, sem caldo, lavado e escorrido

2 pimentões vermelhos assados (em conserva), escorridos e picadinhos

2 colheres (sopa) do líquido da conserva do pimentão vermelho

2 colheres (sopa) de vinagre balsâmico

2 colheres (sopa) de azeite extravirgem

6 xícaras de folhas de couve

1 colher (sopa) de óleo de coco

500 g de vieiras

½ colher (chá) de sal

½ colher (chá) de pimenta-do-reino moída na hora

Misture o feijão, o pimentão, o líquido da conserva, o vinagre e o azeite em uma vasilha grande e mexa bem para incorporar os ingredientes. Reserve.

Coloque a couve sobre a travessa reservada. Não misture.

Derreta o óleo de coco em uma frigideira grande, em fogo médio.

Tempere as vieiras com sal e pimenta. Coloque-as na frigideira e refogue durante 4 minutos, virando uma vez, até ficarem douradas e bem cozidas.

Misture a salada com as folhas de couve na vasilha. Distribua entre os pratos de servir. Coloque as vieiras sobre a salada, em cada prato, e sirva.

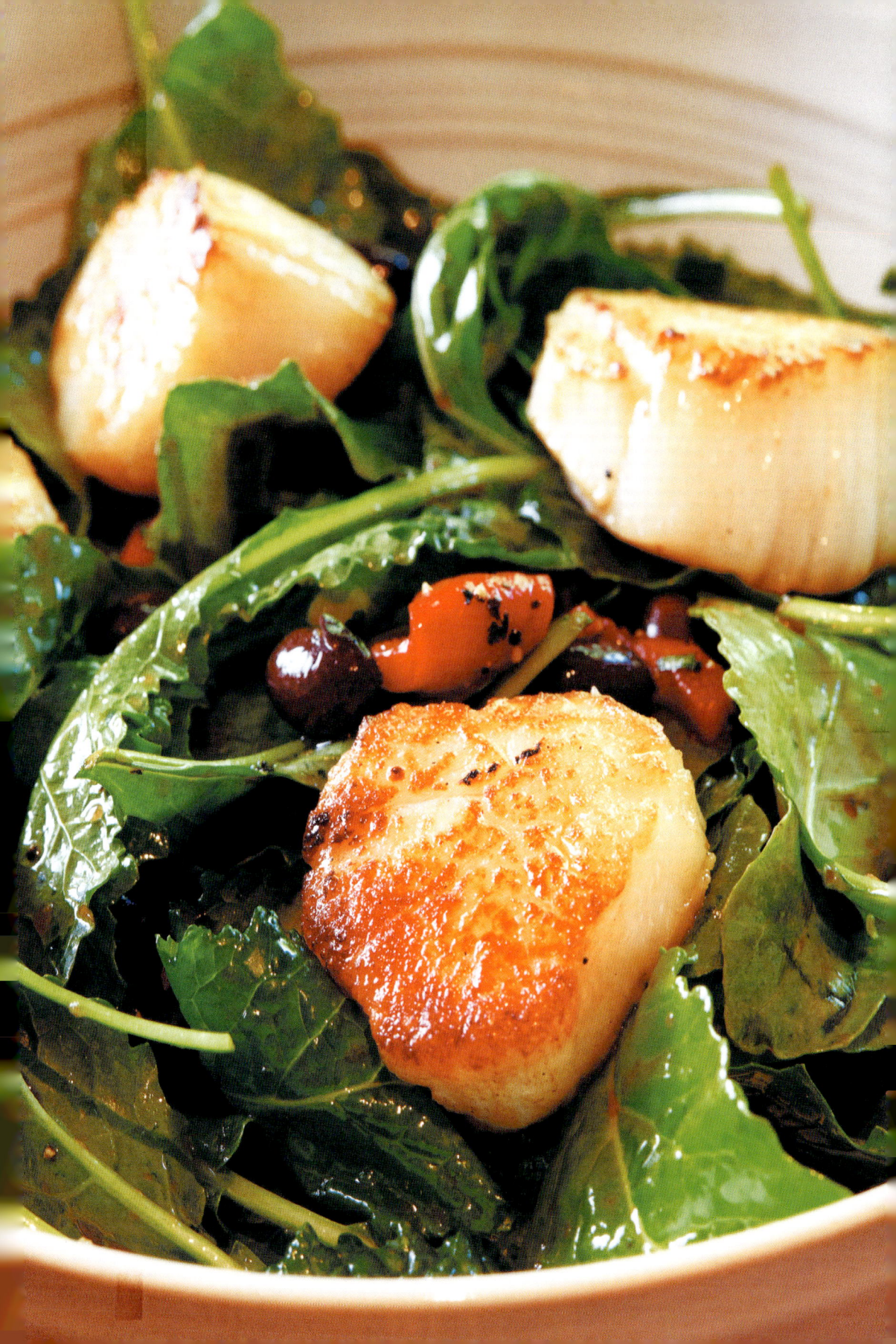

DIAS 11 & 12
COUVE COM FEIJÃO-FRADINHO

RENDIMENTO: 2 PORÇÕES

- 1,5 kg de couve-manteiga lavada
- 4 colheres (sopa) de azeite extravirgem
- 4 dentes de alho picados
- 1 cebola roxa cortada em cubos
- 3 xícaras de feijão-fradinho cozido, lavado e escorrido
- 1 pitada de vinagre de maçã
- Sal marinho
- Pimenta-do-reino moída na hora

Pique a couve em pedaços de tamanho médio.

Aqueça o azeite em fogo médio, em uma panela grande; refogue o alho e a cebola até ficarem macios.

Acrescente a couve e mexa até as folhas começarem a murchar; se necessário, acrescente um pouco de água para não deixar pegar no fundo.

Acrescente o feijão-fradinho e o vinagre e cozinhe por mais 5 a 6 minutos, até aquecer bem. Tempere com sal marinho e pimenta a gosto e sirva.

RECEITAS DE REFEIÇÕES SAUDÁVEIS

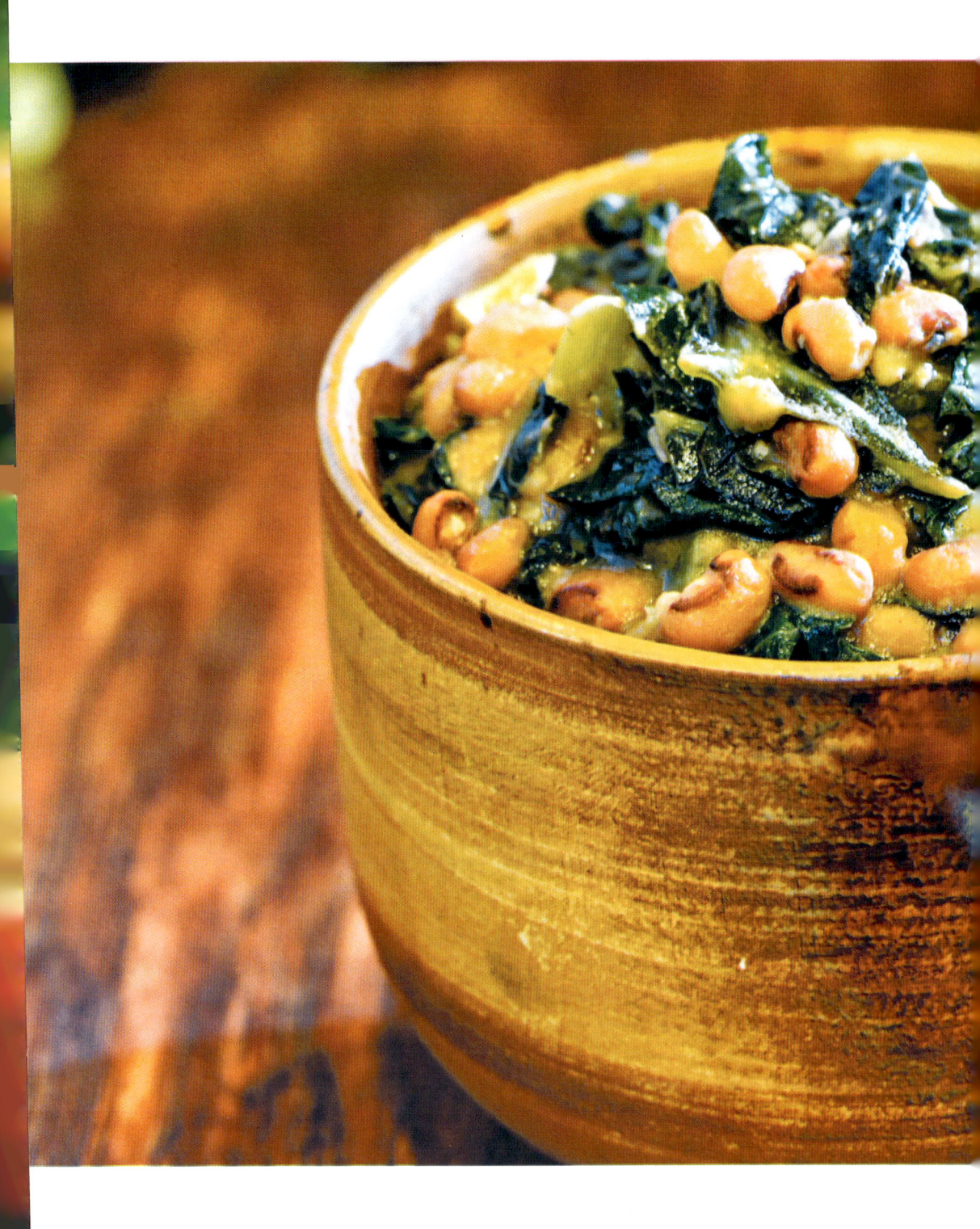

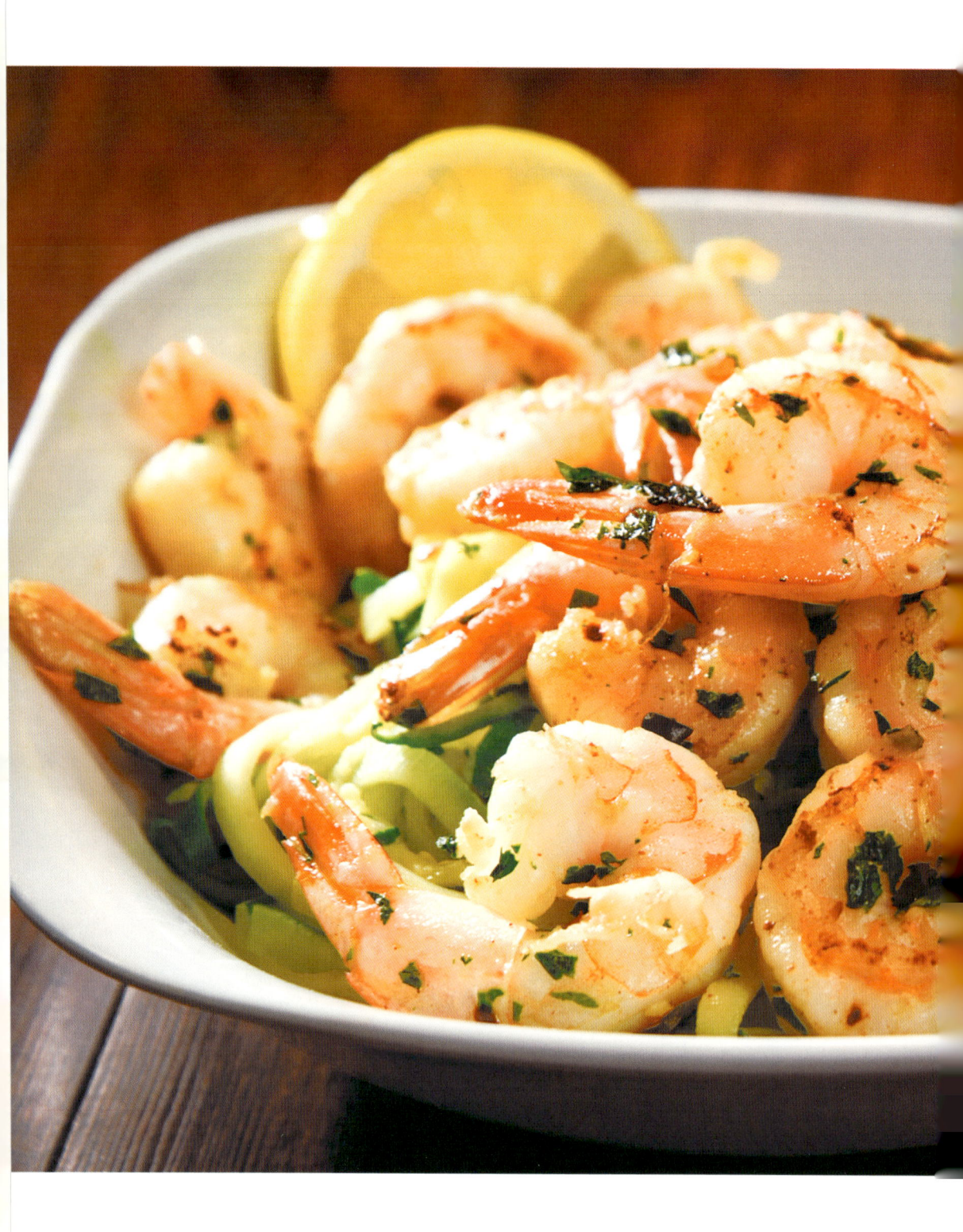

RECEITAS DE REFEIÇÕES SAUDÁVEIS

DIAS 15 & 16

CAMARÃO COM MACARRÃO DE ABOBRINHA

RENDIMENTO: 2 PORÇÕES

- 2 colheres (sopa) de azeite extravirgem
- 1 colher (sopa) de alho picado
- ¼ de colher (chá) de pimenta em flocos
- 500 g de camarão graúdo, limpo, sem casca
- Sal
- Pimenta-do-reino moída na hora
- ¼ de xícara de vinho branco seco
- 2 colheres (sopa) de suco de limão espremido na hora
- 3 abobrinhas pequenas, ou 2 grandes, cortadas como "macarrão"

Leve ao fogo médio-baixo uma frigideira antiaderente grande.

Acrescente o azeite e aqueça por 1 minuto. Junte o alho e a pimenta em flocos e refogue por 1 minuto, sem parar de mexer.

Acrescente o camarão, mexendo quando necessário, até ficar bem cozido e rosado por inteiro, o que deve levar uns 3 minutos.

Tempere o camarão com sal e pimenta e transfira para uma vasilha, deixando o líquido na frigideira.

Aumente o fogo. Acrescente o vinho e o sumo de limão à frigideira e cozinhe por 2 minutos.

Acrescente o macarrão de abobrinha e cozinhe, mexendo de vez em quando, de 2 a 3 minutos.

Retorne com o camarão para a frigideira e misture bem com a abobrinha.

Tempere com sal e pimenta e sirva imediatamente.

DIAS 17 & 18

PEITO DE PERU ASSADO

RENDIMENTO: 4 PORÇÕES

Spray culinário de óleo de coco

¼ de xícara de noz-pecã moída

¼ de xícara de salsa fresca moída

2 colheres (sopa) de queijo parmesão ralado

1 colher (chá) de casca de limão finamente ralada

½ colher (chá) de noz-moscada moída

½ colher (chá) de sal

½ de colher (chá) de pimenta-do-reino moída na hora

4 peitos de peru (115 g, cada)

Preaqueça o forno a 190°C.

Unte levemente um tabuleiro grande com o spray de óleo de coco.

Misture a noz-pecã, a salsa, o parmesão, a casca de limão, a noz-moscada, o sal e a pimenta em um prato grande.

Passe os peitos de peru na mistura de noz-pecã, cobrindo os dois lados.

Em seguida, arrume-os no tabuleiro e unte-os por cima, um a um, com o spray de óleo de coco.

Asse por 20 minutos, ou até estarem morenos, particularmente nas bordas.

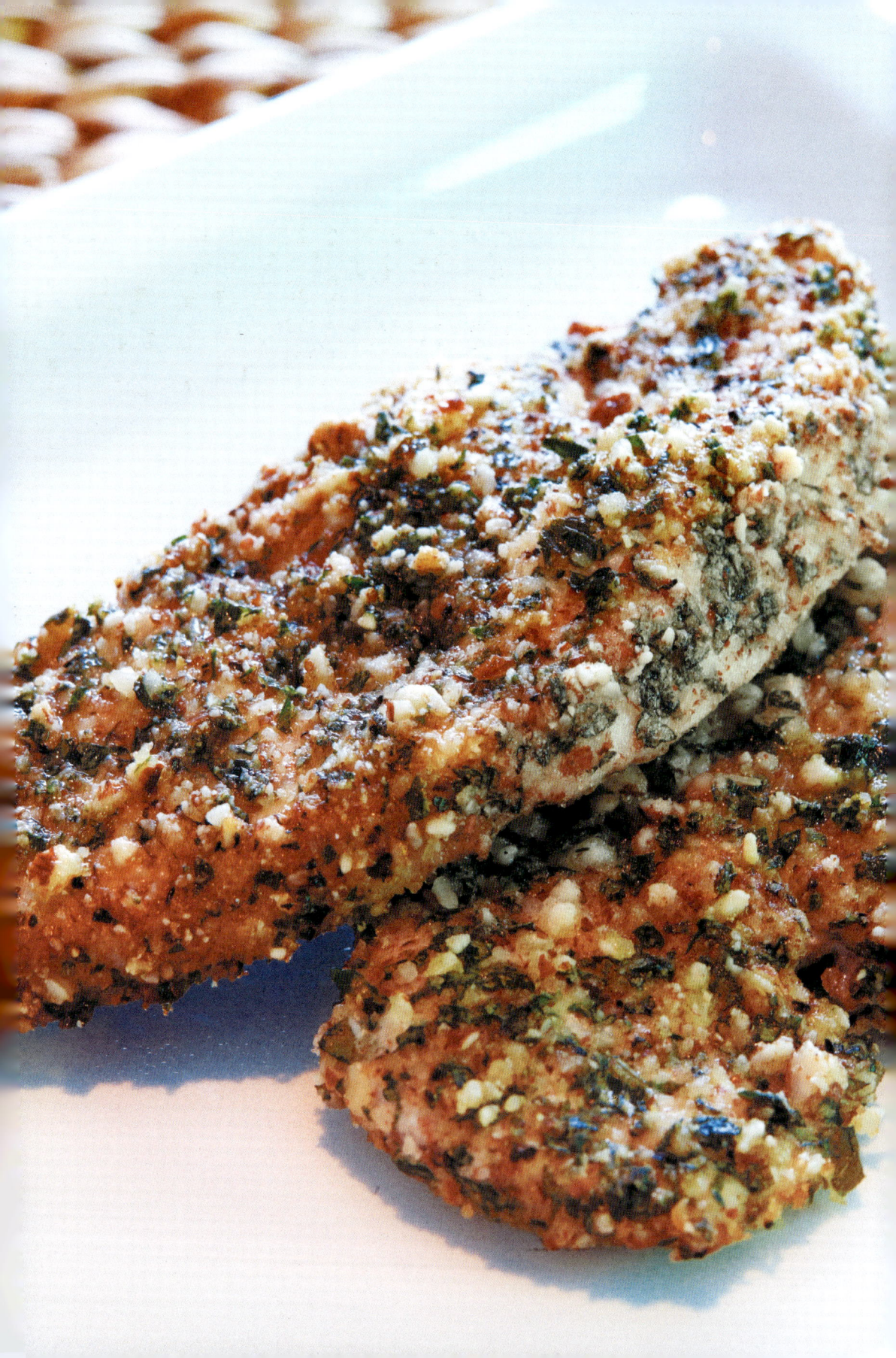

DIAS 19 & 20

CAMARÃO À MODA ITALIANA

RENDIMENTO: 2 PORÇÕES

- 500 g de camarão fresco cozido
- 1 colher (chá) de alho em pó
- 1 colher (sopa) de manjericão desidratado
- 2 colheres (sopa) de pasta de tomate (sem açúcar adicionado)
- 1 colher (sopa) de azeite extravirgem
- Sumo de ½ limão
- Sal
- Pimenta-do-reino moída na hora

Aqueça o azeite a fogo médio em uma frigideira para saltear e acrescente o camarão, o alho em pó, o manjericão e a pasta de tomate. Misture bem, mexendo de vez em quando, até o camarão aquecer bem.

Derrame o suco de limão sobre o camarão, tempere com sal e pimenta a gosto e sirva.

RECEITAS DE REFEIÇÕES SAUDÁVEIS

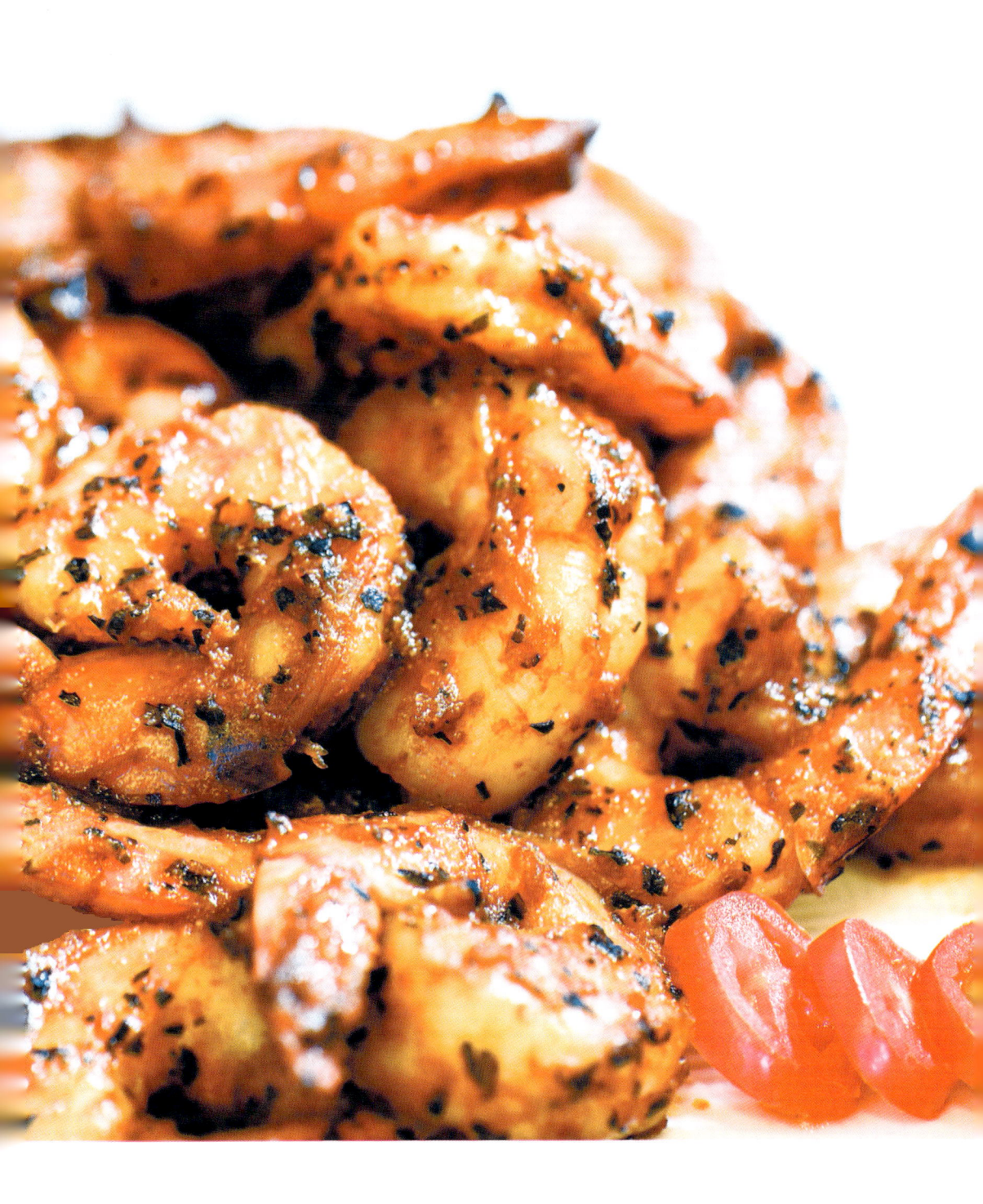

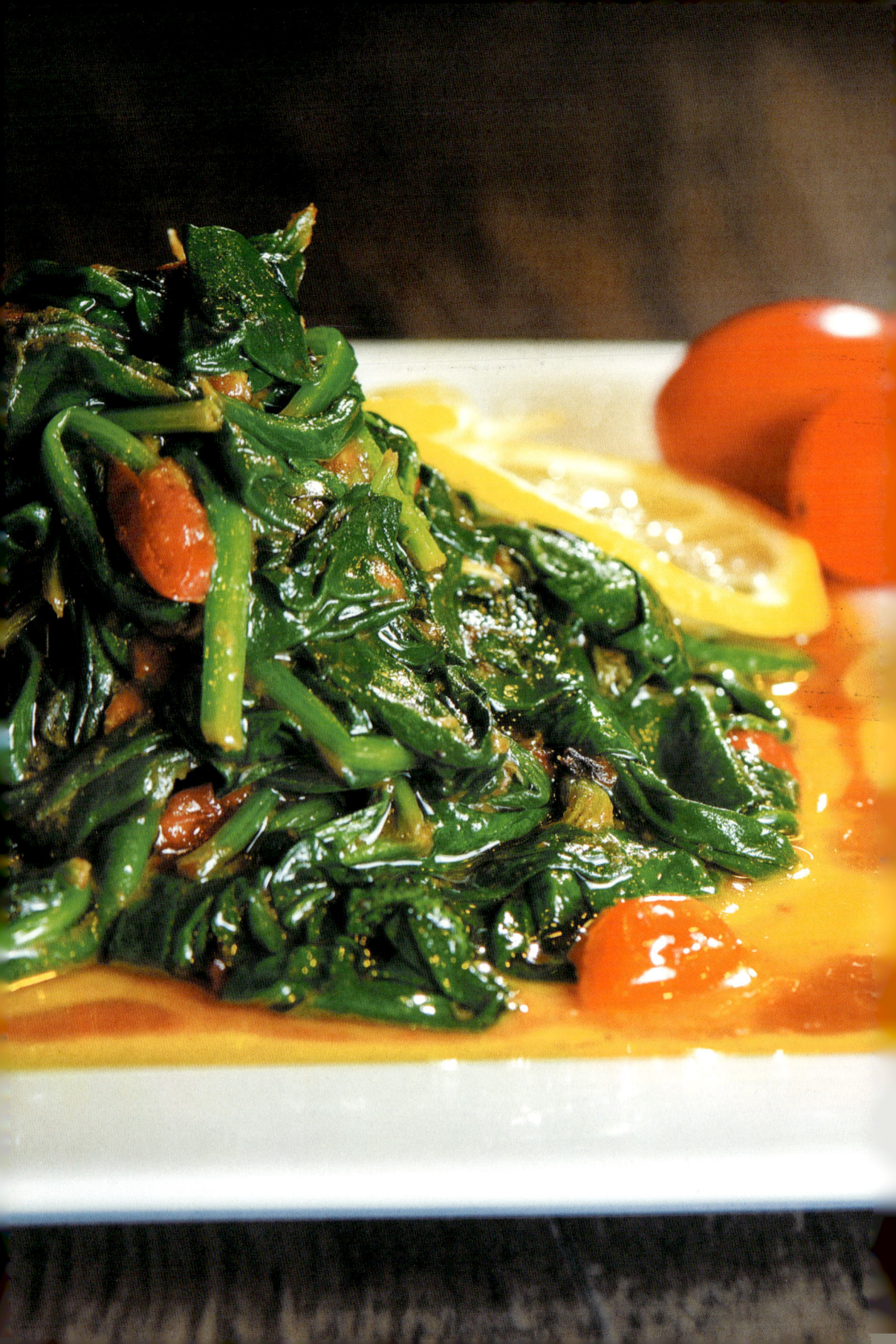

RECEITAS DE REFEIÇÕES SAUDÁVEIS

DIAS 21 & 22

TOMATE E ESPINAFRE *SAUTÉ*

RENDIMENTO: 2 PORÇÕES

- 4 colheres (sopa) de óleo de semente de uva
- 2 cebolas roxas pequenas bem picadas
- 4 colheres (chá) de gengibre fresco ralado
- 5 dentes de alho picados
- 1 colher (chá) de sal marinho
- 4 tomates italianos sem sementes, cortados em cubos
- 6 xícaras de espinafre baby
- 1 limão

Aqueça uma frigideira grande em fogo médio-alto, acrescente o óleo e a cebola e refogue por 2 minutos.

Junte o gengibre, o alho e o sal e refogue por 30 a 45 segundos. Acrescente o tomate e refogue por mais uns 2 minutos.

Adicione o espinafre e cozinhe até murchar, acrescentando um pouco de água para evitar que o espinafre agarre no fundo da panela e queime. Tempere com sal e limão e sirva.

SUCOS VERDES PARA SEMPRE

DIAS 23 & 24

TRUTA CROCANTE COM LIMÃO-SICILIANO E GRÃO-DE-BICO

RENDIMENTO: 2 PORÇÕES

½ colher (chá) de cominho moído

½ colher (chá) de sal

½ colher (chá) de pimenta-do-reino moída na hora

2 filés de truta (200 g cada), cortados ao meio

3 colheres (sopa) de azeite extravirgem

2 chalotas grandes cortadas em forma de meia-lua

1 xícara de grão-de-bico em conserva, lavado e escorrido

1 colher (chá) de alho picado

1 colher (chá) de tomilho fresco sem o talo

1 ½ colher (sopa) de suco de limão-siciliano

Misture o cominho, o sal e a pimenta em uma vasilha pequena. Tempere os filés com essa mistura.

Leve ao fogo médio 2 colheres (sopa) do azeite em uma frigideira grande e aqueça.

Acrescente os filés de truta e cozinhe, virando uma vez, durante 7 minutos, ou até estarem bem cozidos. Transfira para uma travessa.

Despeje a colher (sopa) de azeite restante na frigideira. Acrescente as chalotas e refogue, mexendo com frequência, por 2 minutos, ou até que fiquem macias.

Junte o grão-de-bico, o alho, o tomilho e refogue por 1 minuto, mexendo de vez em quando.

Acrescente o suco de limão-siciliano, mexa bem e, com o auxílio de uma colher, distribua o molho de chalotas sobre os filés na hora de servir.

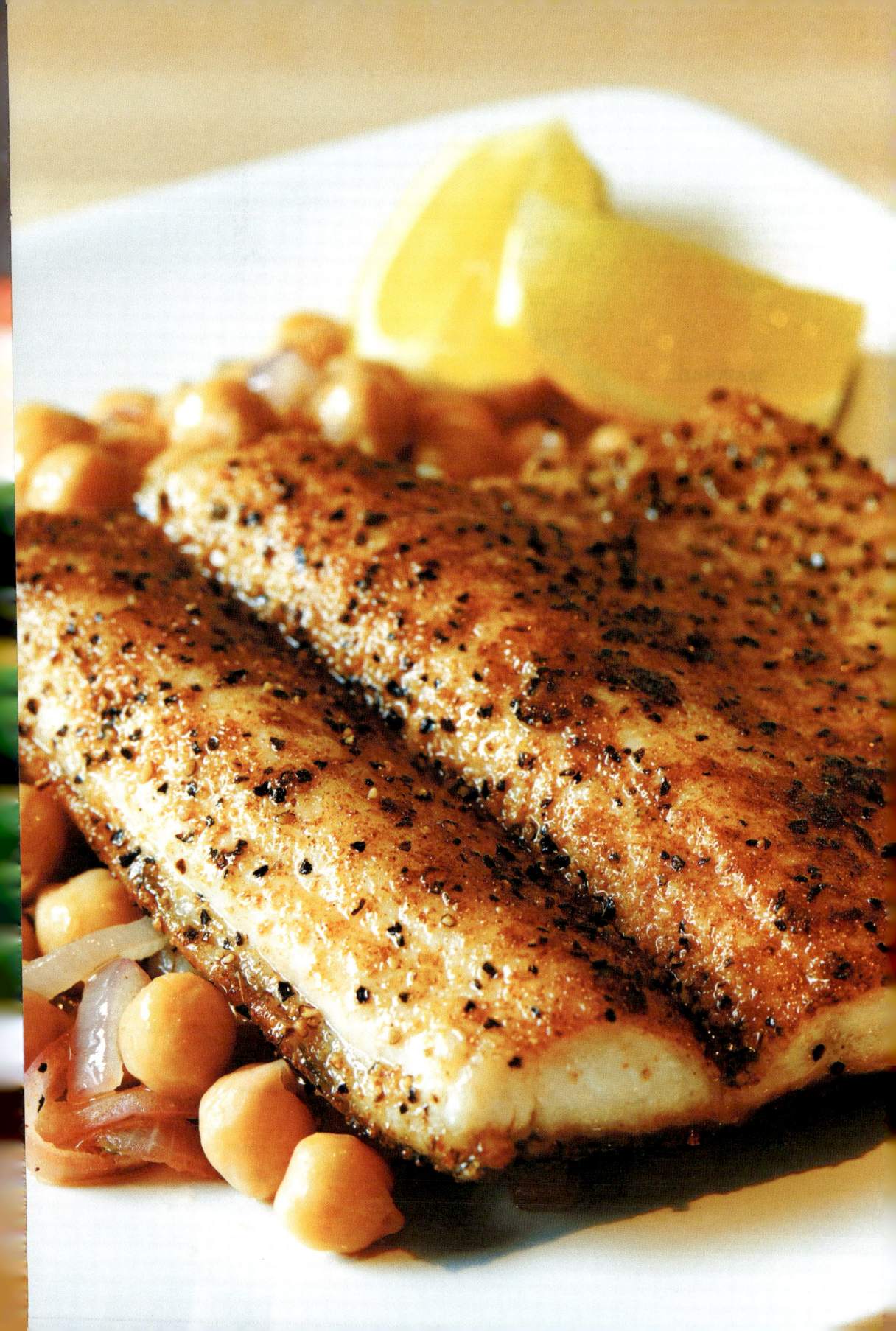

DIAS 29 & 30

SALADA DE ESPINAFRE COM MAÇÃ E NOZES

RENDIMENTO: 2 PORÇÕES

- 1 maçã sem casca e sem sementes, cortada em pedaços médios
- 4 colheres (sopa) de suco de limão
- 3 colheres (sopa) de azeite extravirgem
- 1 colher (sopa) de vinagre de maçã
- 1 colher (sopa) de mel
- Sal
- Pimenta-do-reino moída na hora
- 6 xícaras de espinafre baby
- ⅓ de xícara de queijo feta esfarelado
- ½ xícara de nozes picadas

Misture a maçã com 2 colheres (sopa) do suco de limão.

Preparo do molho: Misture as 2 colheres (sopa) restantes de suco de limão, o azeite, o vinagre e o mel. Acrescente sal e pimenta a gosto.

Coloque o espinafre em uma saladeira grande, acrescente o molho e misture.

Acrescente a maçã à salada e salpique por cima o queijo feta e as nozes.

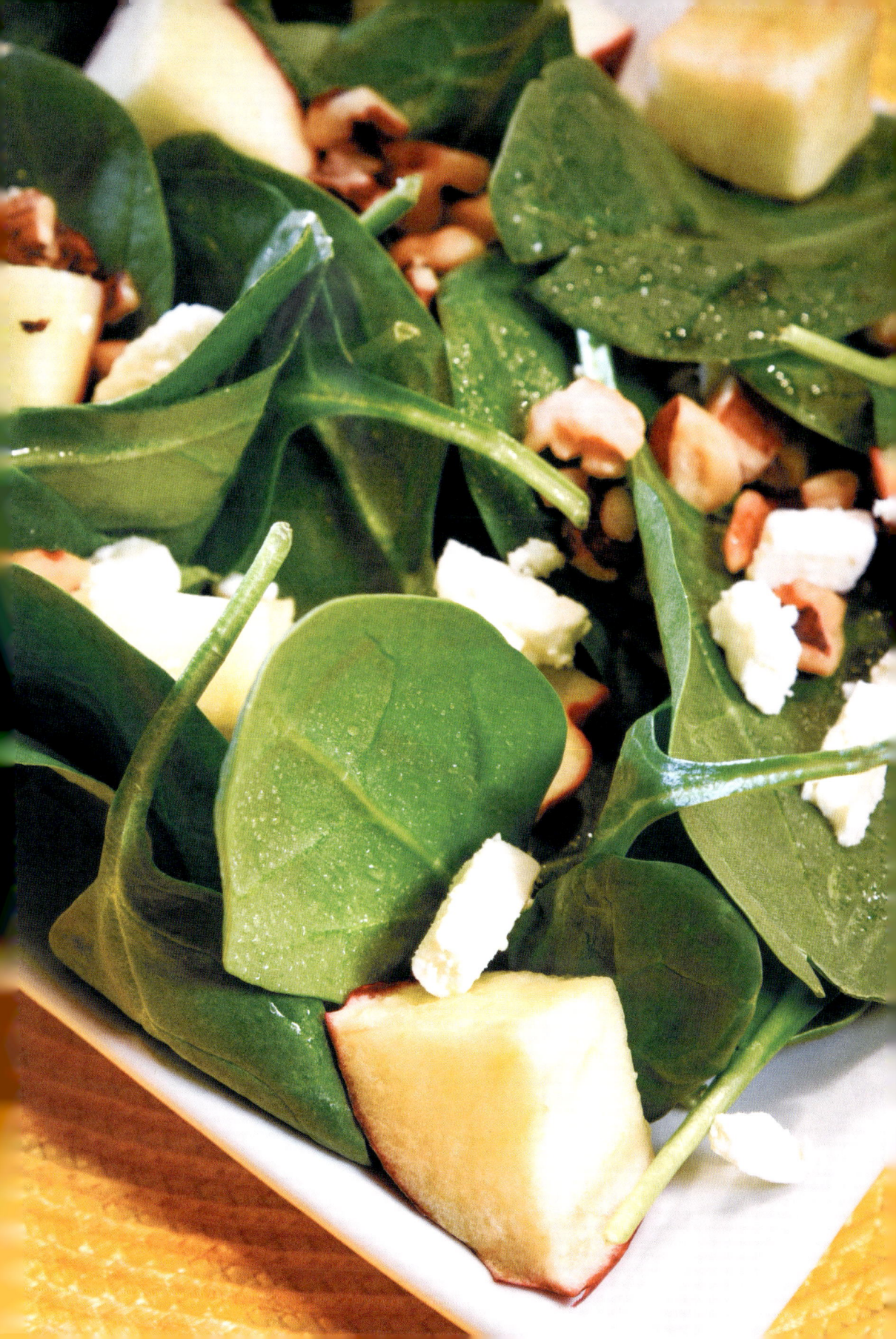

FRANGO ENSOPADO COM FEIJÃO-FRADINHO E ACELGA SUÍÇA

RENDIMENTO: 2 PORÇÕES

- 3 colheres (sopa) de azeite extravirgem
- 1 pimentão vermelho médio sem o talo e sem sementes, picado
- 1 cebola comum ou branca pequena picadinha
- 2 talos de aipo de tamanho médio picadinhos
- 2 colheres (chá) de sálvia fresca moída
- 2 colheres (chá) de alho moído
- ½ colher (chá) de sal
- ½ de colher (chá) de pimenta-do-reino moída na hora
- 2 a 6 pitadas de molho Tabasco
- 340 g de filés de coxa de frango sem pele e sem osso, em pedaços de 5 cm
- 1 lata grande de tomates pelados, com pouco sódio, picados em cubos
- 1 xícara de feijão-fradinho em lata, lavado e escorrido
- ½ xícara de caldo de galinha com pouco sódio
- 4 xícaras de acelga suíça sem o talo, lavada e picada (em torno de 900 g com talo)

Aqueça o azeite em fogo médio em uma panela grande.

Adicione o pimentão, a cebola e o aipo; refogue, mexendo com frequência, por 3 minutos ou até ficarem macios.

Acrescente a sálvia, o alho, o sal, a pimenta-do-reino e o Tabasco. Misture bem.

Acrescente o caldo de galinha e cozinhe, mexendo de vez em quando, por 2 minutos, ou até o frango não ficar mais rosado no centro.

Junte o tomate, o feijão-fradinho e o caldo. Aumente o fogo e espere levantar fervura.

Tampe, reduza o fogo e cozinhe em fogo baixo durante 20 minutos.

Acrescente a acelga suíça. Tampe e continue cozinhando por mais 20 minutos, mexendo de vez em quando.

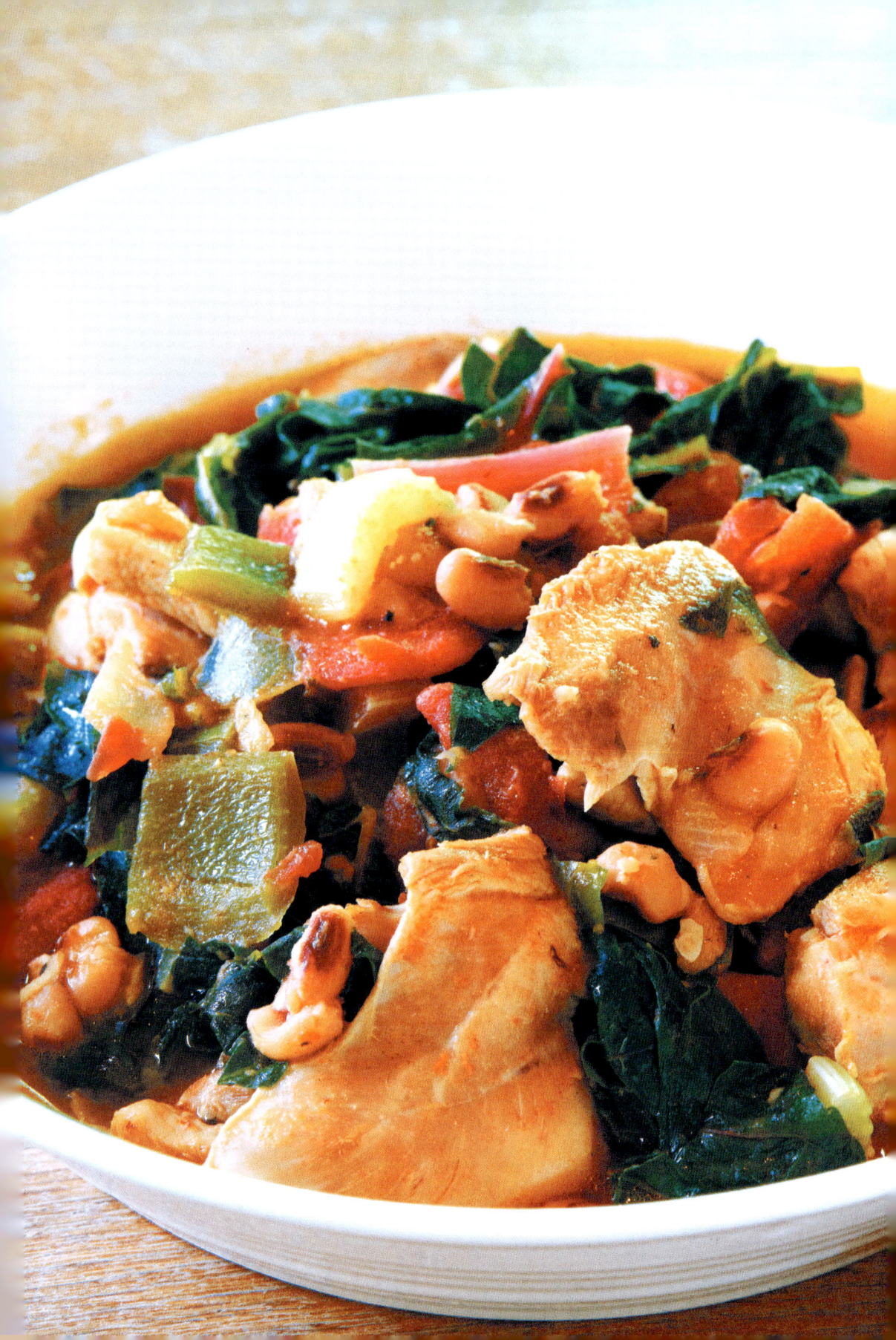

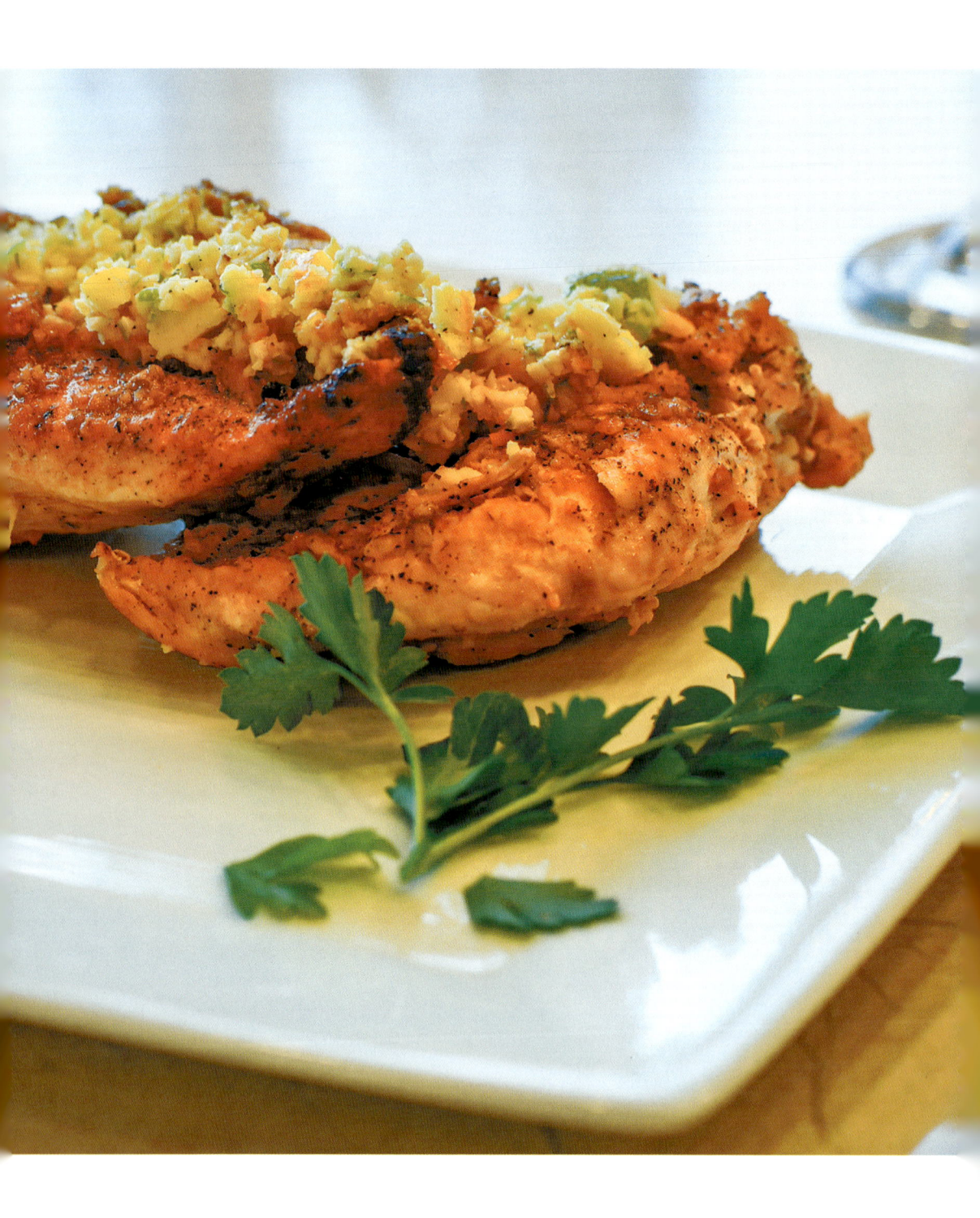

RECEITAS ALTERNATIVAS DE REFEIÇÕES SAUDÁVEIS

FRANGO GRELHADO COM MOLHO CÍTRICO

RENDIMENTO: 2 PORÇÕES

MARINADA

- 1 colher (sopa) de raspas de casca de laranja
- 1 colher (sopa) de raspas de casca de limão
- ½ xícara de suco de laranja (sem açúcar)
- 2 colheres (sopa) de azeite extravirgem
- 1 colher (chá) de alho picado
- 2 peitos de frango (170 g, cada) sem osso e sem pele
- ¼ de colher (chá) de sal marinho
- ¼ de colher (chá) de pimenta-do-reino moída na hora
- 2 colheres (chá) de azeite de oliva

Preparo da marinada: Misture as raspas de casca de laranja e limão, o suco de laranja, as 2 colheres (sopa) de azeite extravirgem e o alho em uma vasilha grande. Misture bem.

Acrescente o frango, cobrindo bem com a marinada, tampe e leve à geladeira de 30 a 45 minutos.

Tire o frango da marinada e tempere com sal e pimenta. Reserve a marinada para guarnecer.

Leve ao fogo médio-alto uma frigideira com as 2 colheres (chá) de azeite e aqueça; acrescente o frango e cozinhe por 6 minutos de cada lado, ou até que esteja totalmente cozido.

GUISADO DE HORTALIÇAS

RENDIMENTO: 2 PORÇÕES

2 colheres (sopa) de óleo de amendoim

1 cebola pequena picada

1 pimentão vermelho médio sem o talo e sem sementes, picado

2 talos de aipo de tamanho médio picados

1 colher (sopa) de mistura de temperos Creole

1 lata grande (800 g) de tomate com pouco sódio picado em cubos

1 lata pequena (400 g) de feijão-branco lavado e escorrido

2 xícaras de quiabo cru fatiado

1 xícara de caldo de legumes com pouco sódio

½ xícara de arroz integral de grãos longos, como o arroz basmati

2 colheres (chá) de sassafrás em pó

Leve ao fogo médio uma caçarola grande com o óleo de amendoim e aqueça.

Acrescente a cebola, o pimentão e o aipo e cozinhe, mexendo com frequência, por 4 minutos, ou até amaciarem.

Junte os temperos Creole e cozinhe um pouco mais até desprender os aromas, o que deve levar uns 10 segundos.

Junte o tomate, o feijão, o quiabo, o caldo e o arroz. Deixe ferver, mexendo de vez em quando.

Tampe, reduza o fogo e cozinhe em fogo baixo por 45 minutos, ou até o arroz ficar macio.

Na hora de servir, acrescente o sassafrás em pó.

RECEITAS ALTERNATIVAS DE REFEIÇÕES SAUDÁVEIS

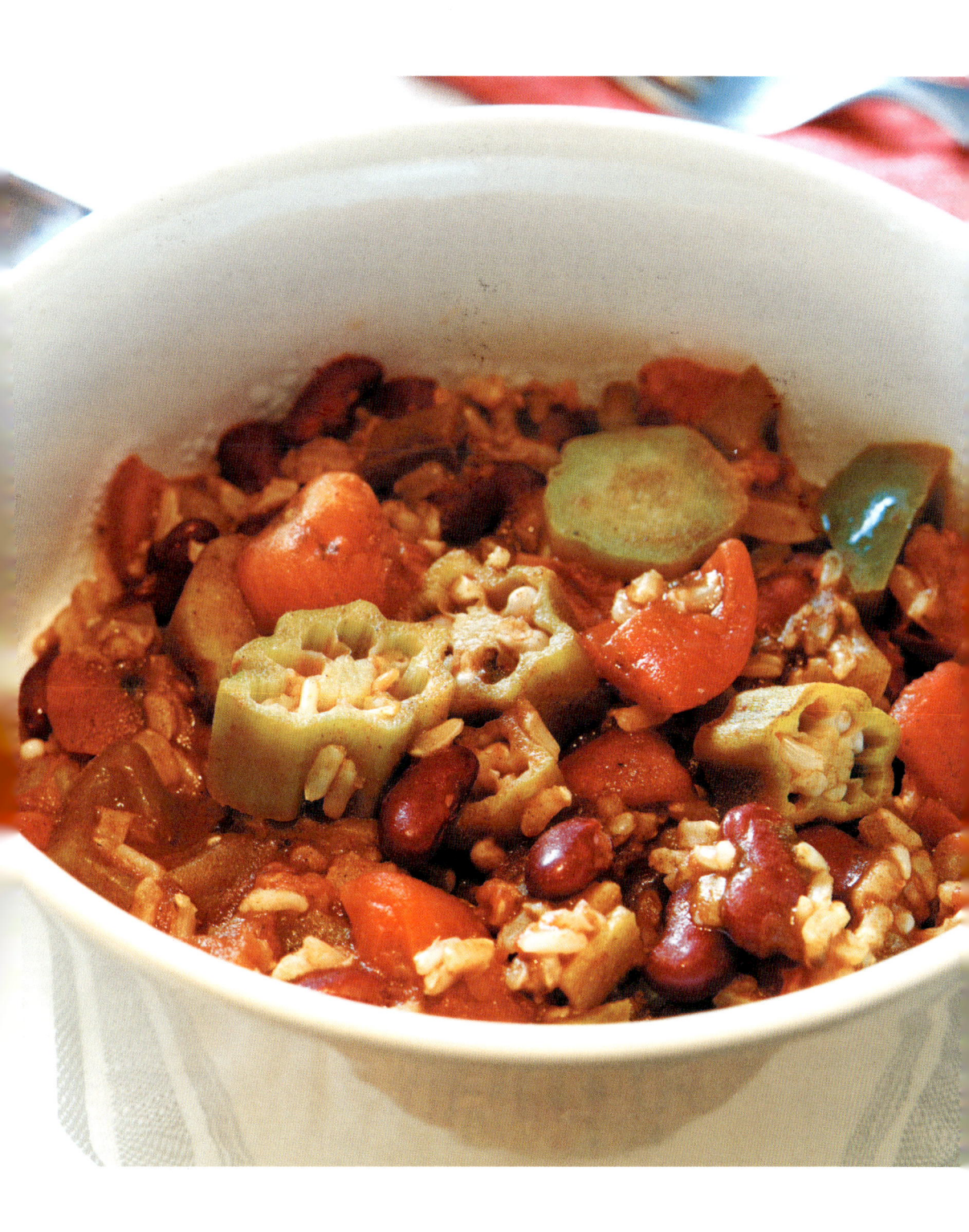

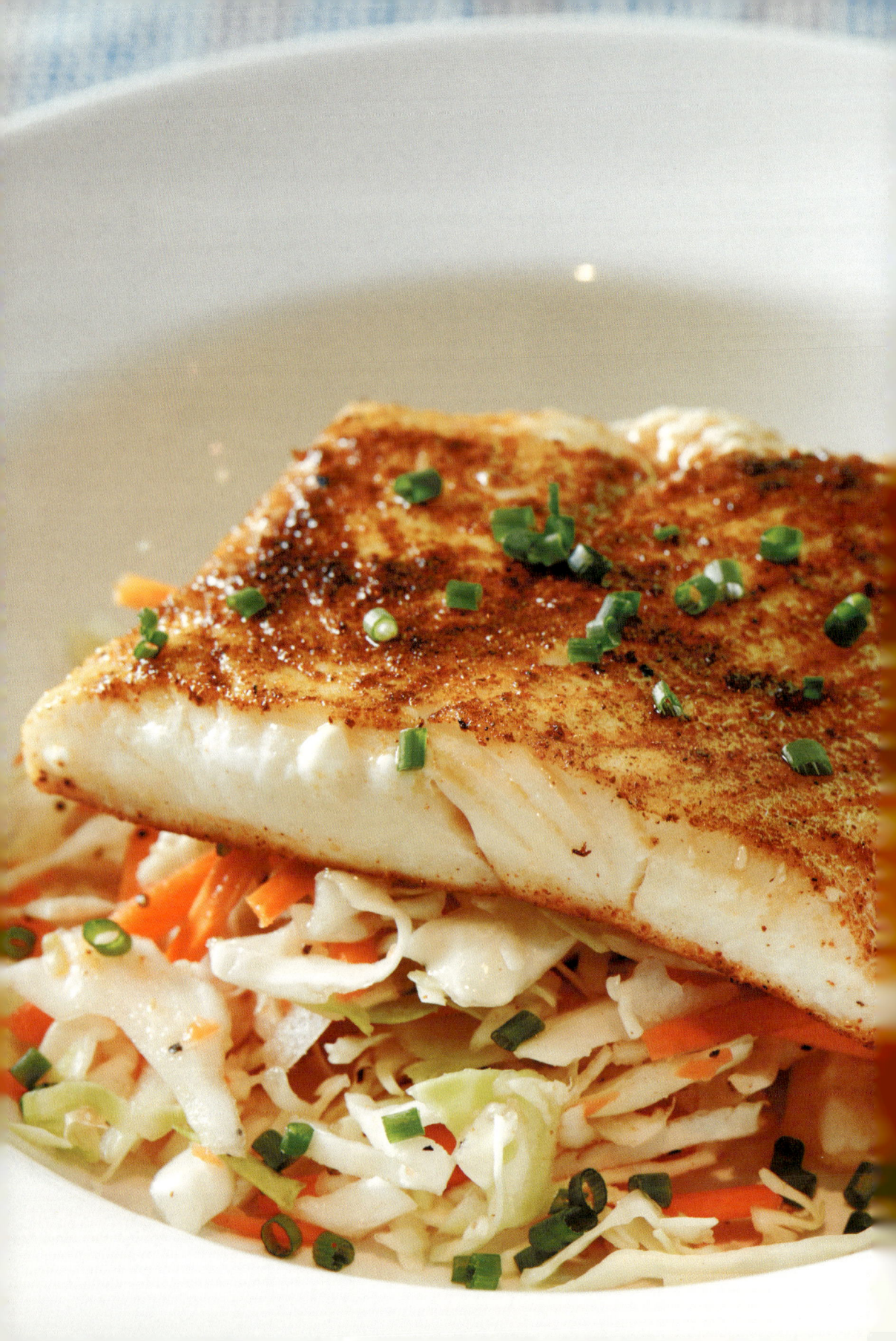

RECEITAS ALTERNATIVAS DE REFEIÇÕES SAUDÁVEIS

LINGUADO GRELHADO COM SALADA PICANTE DE REPOLHO

RENDIMENTO: 4 PORÇÕES

- 400 g de salada de repolho
- 3 colheres (sopa) de suco de limão
- 2 colheres (sopa) de mel
- ½ colher (chá) de cominho moído
- ½ colher (chá) de sal
- 2 pitadas de molho Tabasco
- 4 filés (140 g, cada) de linguado
- 2 colheres (chá) de mistura de temperos Cajun
- 1 colher (sopa) de óleo de amendoim

Misture bem a salada de repolho, o suco de limão, o mel, o cominho, o sal e o Tabasco em uma vasilha grande. Reserve.

Tempere os filés de linguado com a mistura de temperos Cajun.

Aqueça o óleo de amendoim em uma frigideira grande em fogo médio.

Acrescente os filés e cozinhe, virando uma vez, por 8 minutos, ou até ficarem bem grelhados e cozidos.

Distribua a salada de repolho em 4 pratos. Finalize com o filé grelhado por cima.

SALADA DE ESPINAFRE COM *BLUEBERRY*

RENDIMENTO: 2 PORÇÕES

- 3 xícaras de espinafre baby lavado e seco
- 2 xícaras de *blueberries* frescos
- ½ xícara de queijo feta esfarelado
- ¼ de xícara de amêndoas picadas
- 2 a 3 colheres (chá) de vinagrete balsâmico

Misture o espinafre baby, os *blueberries*, o queijo feta e as amêndoas em uma vasilha grande.

Acrescente o vinagrete balsâmico, misture e sirva.

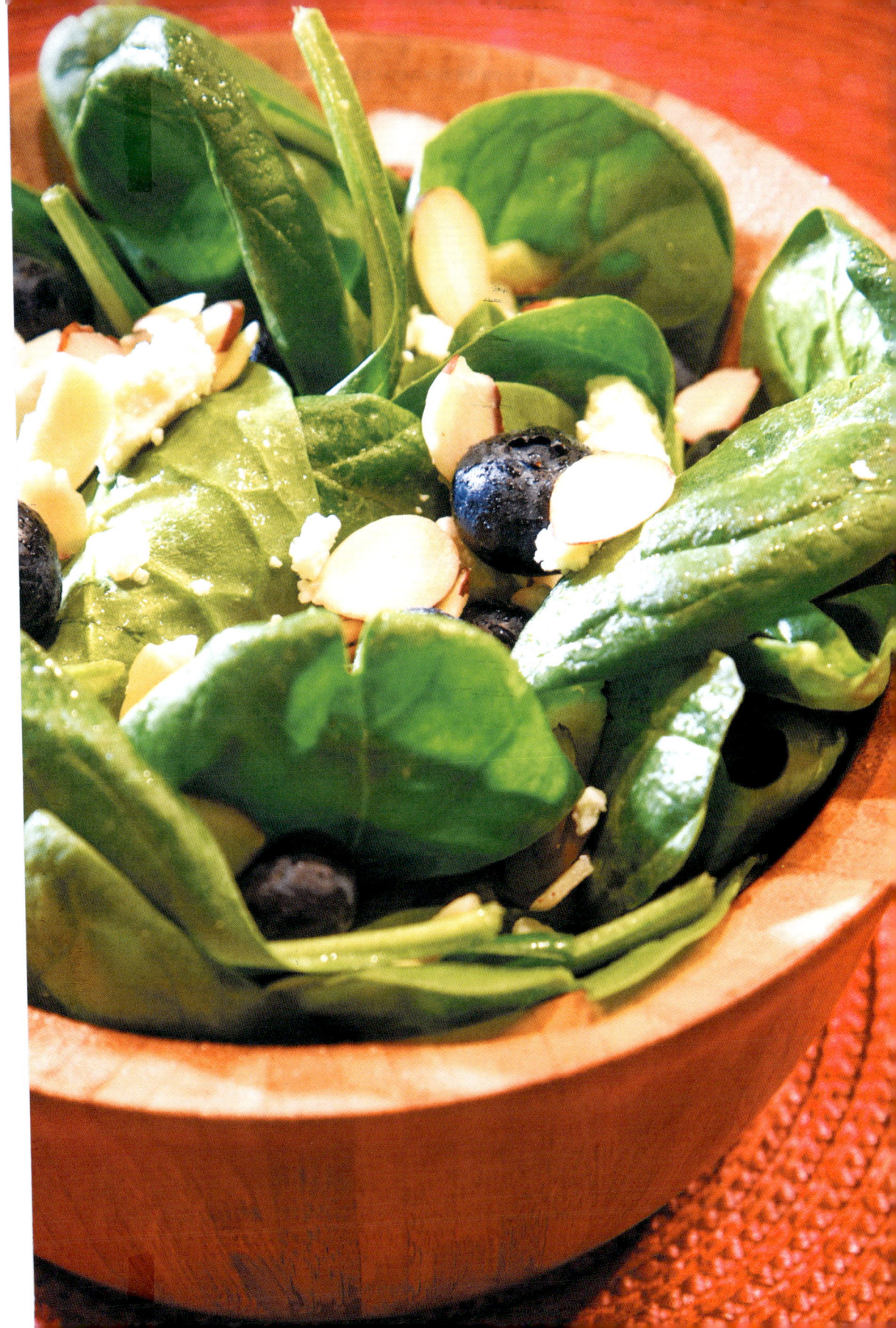

GUISADO DE CAMARÃO *JERK* (À MODA JAMAICANA)

RENDIMENTO: 2 PORÇÕES

1 colher (sopa) de óleo de coco

5 cebolinhas médias cortadas em fatias finas

1 colher (chá) de alho picado

½ quilo de camarões de tamanho médio limpos e sem casca

1 pimentão vermelho sem o talo, sem sementes e cortado em tiras finas

1 xícara de vagem fresca sem sementes e cortadas em pedaços de 2,5 cm

1 colher (sopa) da mistura de temperos jamaicanos *jerk*

1 colher (chá) de vinagre de maçã

½ xícara de leite de coco light

¼ de xícara de caldo de legumes com pouco sódio

Derreta o óleo de coco em uma panela grande sobre fogo médio.

Acrescente a cebolinha e o alho e refogue, mexendo com frequência, por 1 minuto.

Acrescente o camarão e cozinhe, mexendo de vez em quando, por 3 minutos ou até que fiquem rosados.

Junte o pimentão, a vagem e o tempero *jerk*. Cozinhe por 1 minuto, ou até que os aromas comecem a se desprender.

Misture o vinagre e, em seguida, o leite de coco e o caldo de legumes.

Aguarde levantar fervura, mexendo de vez em quando. Tampe, reduza o fogo e deixe cozinhar em fogo baixo por 5 minutos para que os sabores se misturem bem.

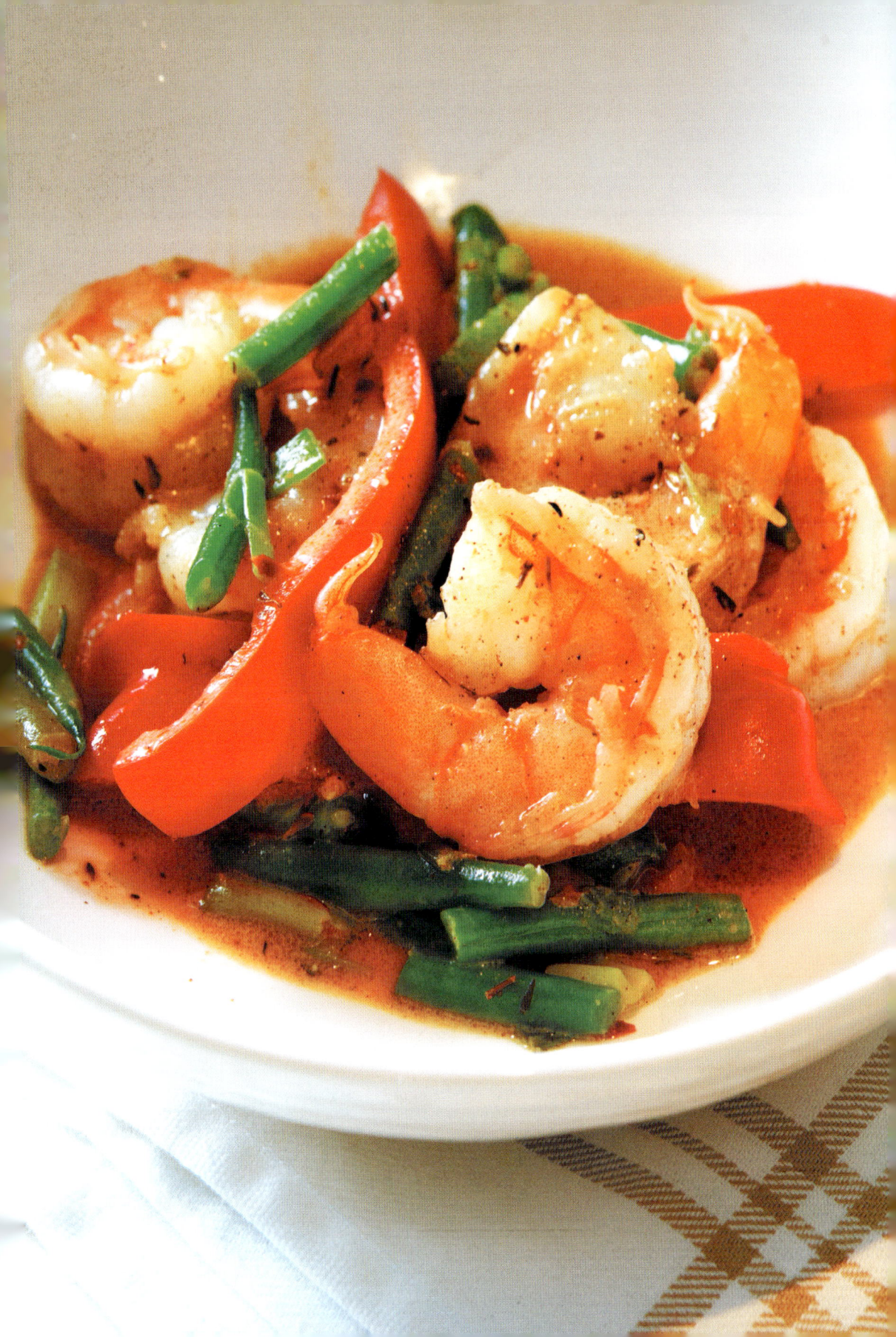

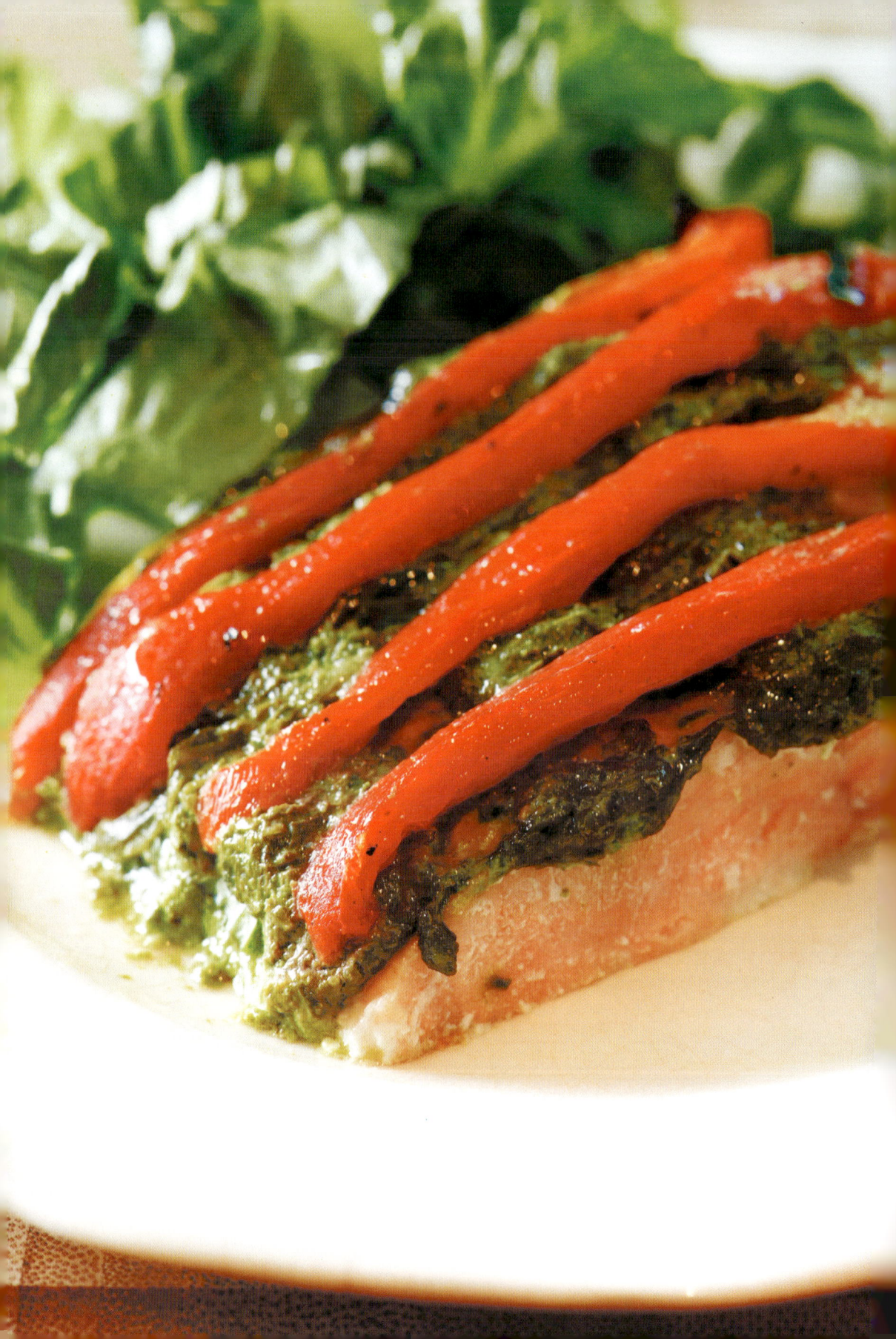

RECEITAS ALTERNATIVAS DE REFEIÇÕES SAUDÁVEIS

SALMÃO ASSADO AO PESTO

RENDIMENTO: 4 PORÇÕES

- 1 xícara bem cheia de folhas de manjericão fresco
- 3 colheres (sopa) de noz-pecã picada
- 3 colheres (sopa) do líquido de um vidro de pimentão vermelho em conserva
- 1 dente de alho médio descascado
- 1 colher (chá) de orégano desidratado
- ½ colher (chá) de sal
- ½ colher (chá) de pimenta-do-reino moída na hora
- 1 colher (sopa) de azeite extravirgem
- 4 filés de salmão (140 g, cada) com pele
- 1 vidro de pimentão vermelho em conserva cortado em tiras finas

Preaqueça o forno a 230°C.

Em um miniprocessador de alimentos ou um liquidificador, ponha o manjericão, a noz-pecã, o líquido do pimentão vermelho em conserva, alho, orégano, sal e pimenta e bata até obter uma pasta.

Unte com o azeite uma assadeira de 22 X 33 cm. Coloque o salmão na assadeira com a pele para baixo.

Distribua a mistura de manjericão uniformemente sobre os filés. Acrescente tiras finas de pimentão vermelho sobre cada filé.

Asse por 15 minutos ou até o salmão estar totalmente cozido.

SALMÃO AO MOLHO TAMARI

RENDIMENTO: 2 PORÇÕES

¼ de xícara de molho de soja tamari (com pouco sódio)

2 colheres (sopa) de mel

1 colher (sopa) de vinagre de arroz

1 colher (sopa) de gengibre moído

¼ de colher (chá) de pimenta-caiena

⅛ de colher (chá) de pimenta-do-reino moída na hora

2 filés de salmão grandes

Preaqueça o forno a 220°C.

Forre um refratário ou tabuleiro com papel-alumínio.

Misture o molho de tamari com o mel, o vinagre, o gengibre, a pimenta-caiena e a pimenta-do-reino em uma tigela grande.

Acrescente o salmão, virando várias vezes os filés para que peguem bem o tempero. Cubra a tigela e leve à geladeira por 2 a 3 horas.

Transfira o salmão, com a pele para baixo, para o refratário ou tabuleiro e asse de 15 a 20 minutos, ou até que se desfaça com facilidade ao ser espetado com um garfo.

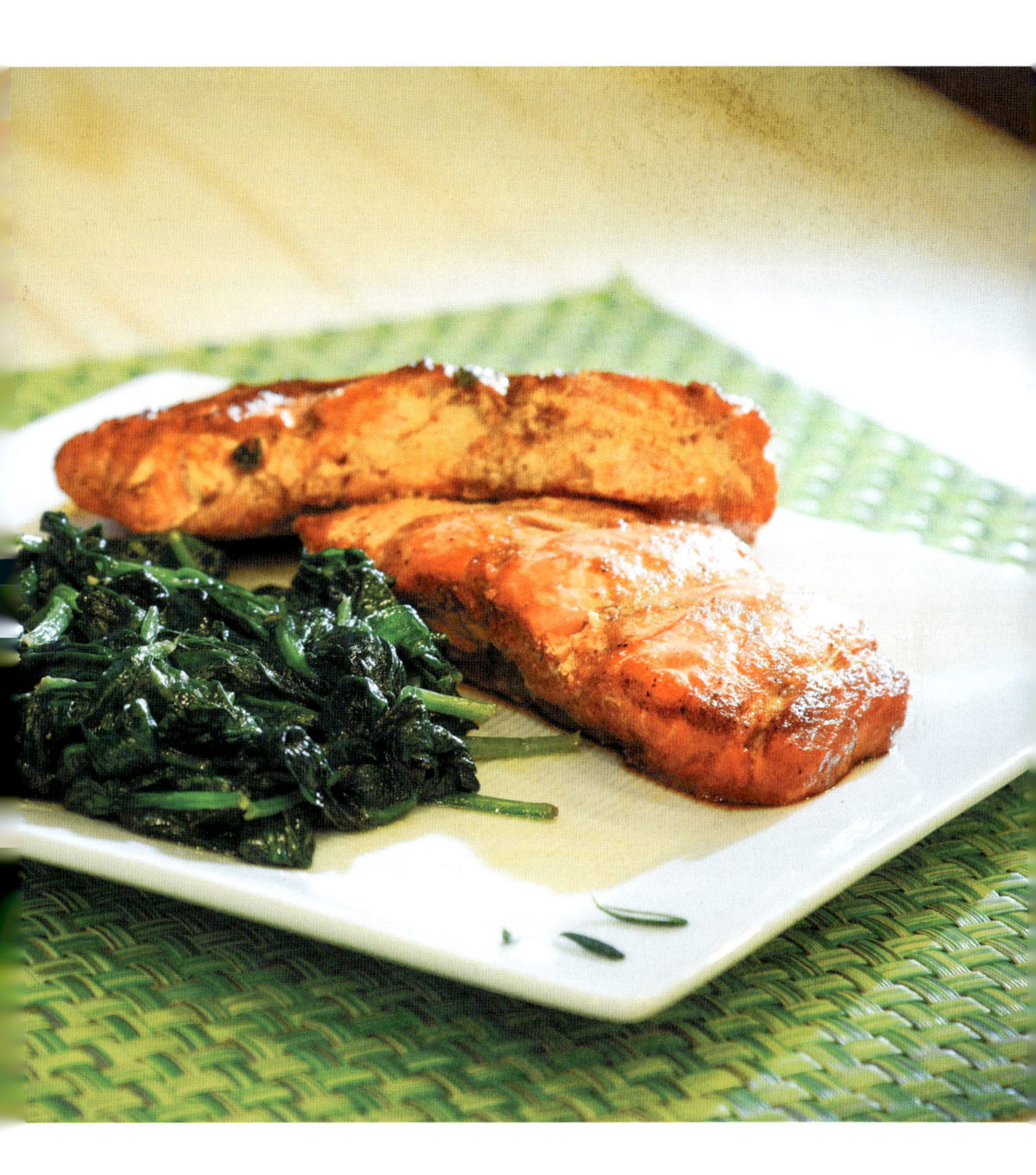

RECEITAS ALTERNATIVAS DE REFEIÇÕES SAUDÁVEIS

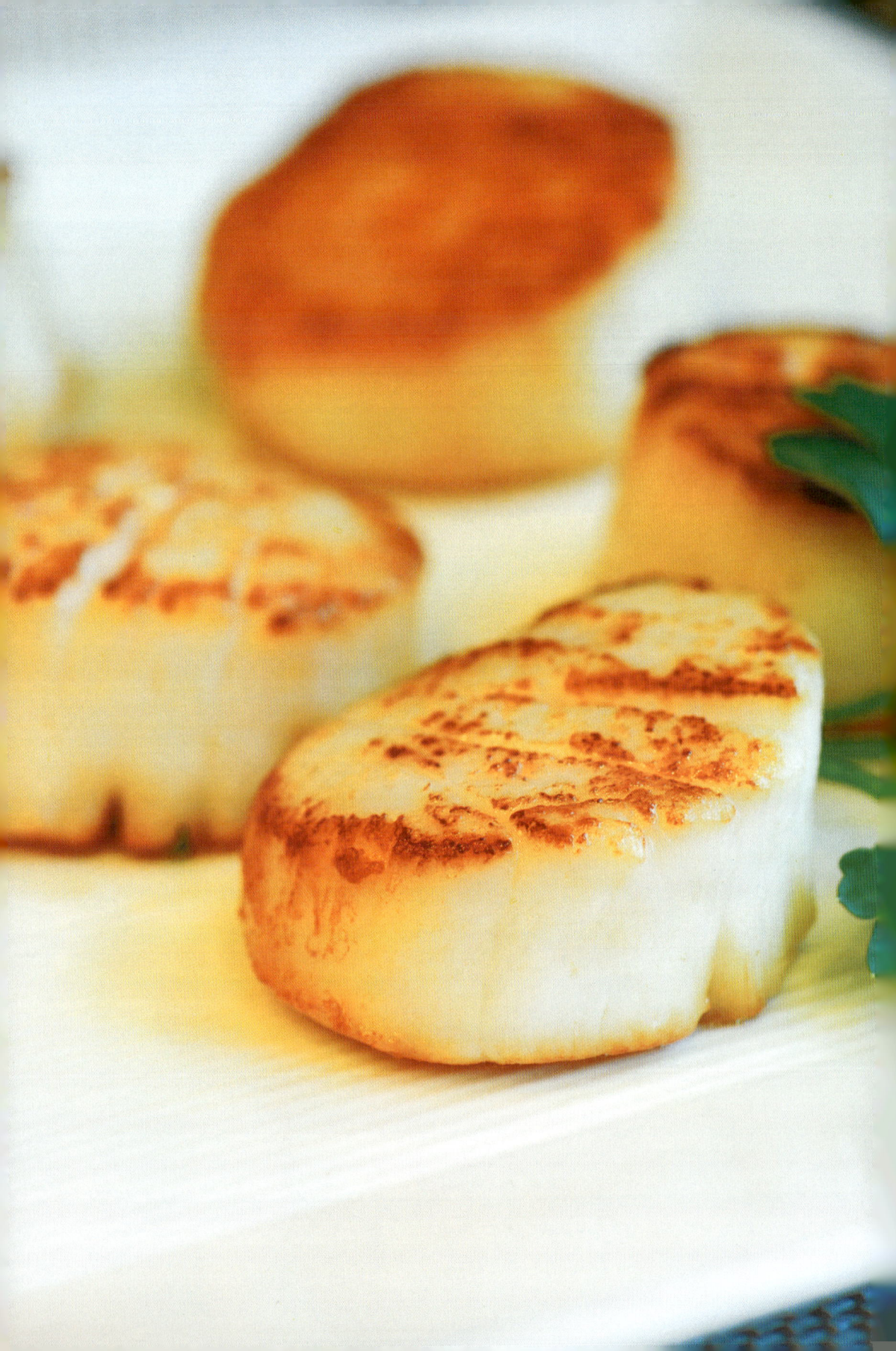

RECEITAS ALTERNATIVAS DE REFEIÇÕES SAUDÁVEIS

VIEIRAS AO MOLHO DE LIMÃO

RENDIMENTO: 4 PORÇÕES

4 colheres (sopa) de suco de limão espremido na hora

½ xícara de salsa fresca

2 dentes de alho

1 colher (chá) de sal marinho e um pouco mais

½ colher (chá) de pimenta-do-reino moída na hora, e um pouco mais

½ xícara de azeite extravirgem

Spray culinário

750 g de vieiras, de preferência vieiras marinhas "secas", que são mais puras

Preparo do molho: Misture o suco de limão, a salsa, o alho, o sal e a pimenta em uma tigela pequena. Adicione o azeite e reserve.

Leve ao fogo médio uma frigideira untada com spray culinário.

Escorra e seque as vieiras com papel-toalha; tempere com sal e pimenta.

Transfira as vieiras para a frigideira e cozinhe por 2 a 3 minutos de cada lado.

Tire as vieiras da frigideira e, com uma colher, derrame o molho de limão sobre elas.

ENSOPADO DE FEIJÃO-FRADINHO COM COUVE-MANTEIGA

RENDIMENTO: 2 PORÇÕES

4 xícaras de caldo de legumes com pouco sódio

500 g de couve-manteiga lavada e picada

1 lata grande (420 g) de tomates cortados em cubos (sem sal)

1 lata grande (420 g) de feijão-fradinho cozido lavado e escorrido

Pimenta-do-reino moída na hora

Sal

Misture o caldo e 2 xícaras de água em uma caçarola grande e espere levantar fervura.

Acrescente a couve, tampe, reduza o fogo e cozinhe em fogo baixo durante 15 minutos.

Acrescente o tomate em cubos e espere voltar a ferver.

Tampe e cozinhe em fogo baixo até os tomates ficarem macios, o que deve levar de 3 a 5 minutos.

Junte o feijão-fradinho e cozinhe em fogo baixo de 2 a 4 minutos, até aquecer bem.

Tempere com sal e pimenta e sirva imediatamente.

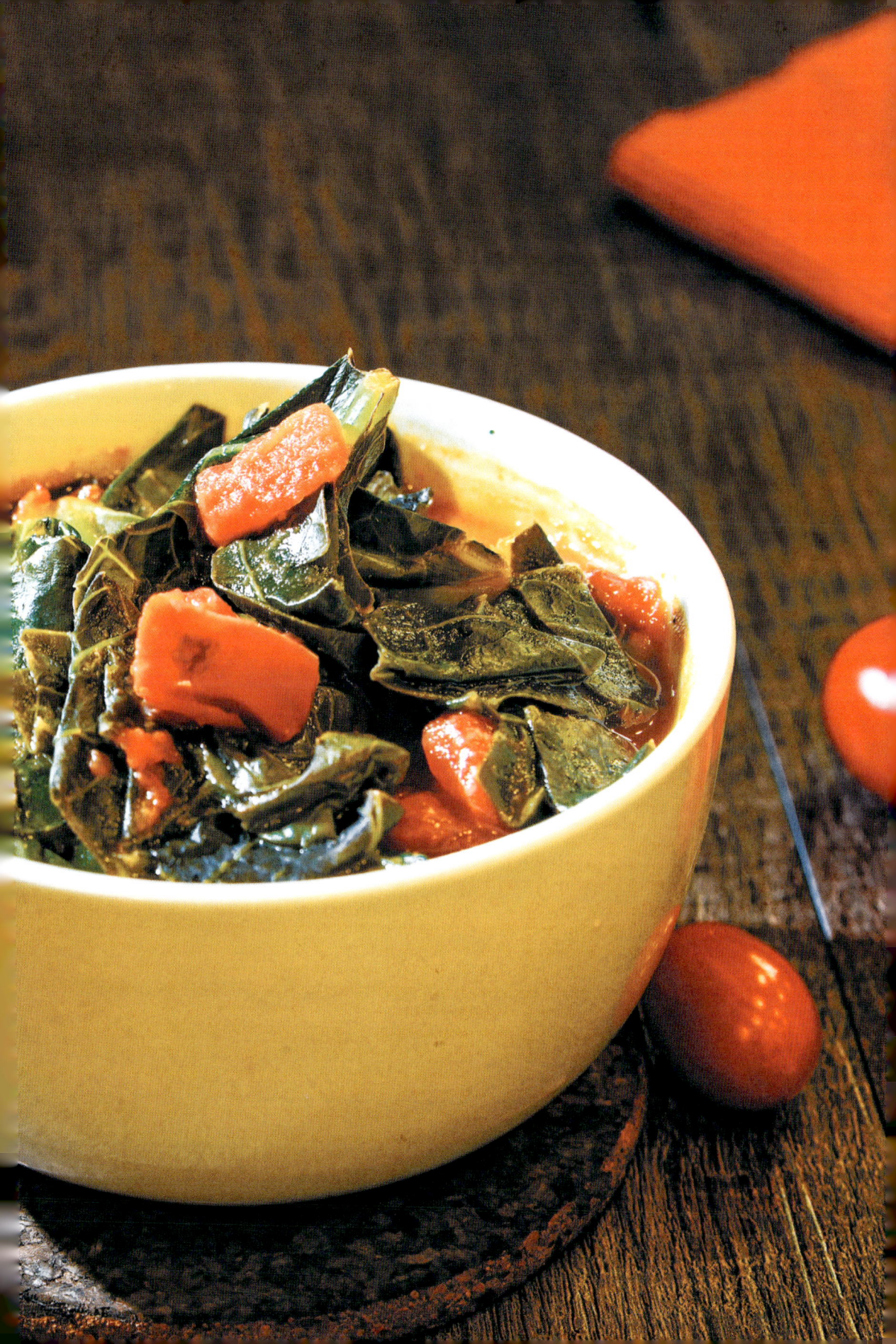

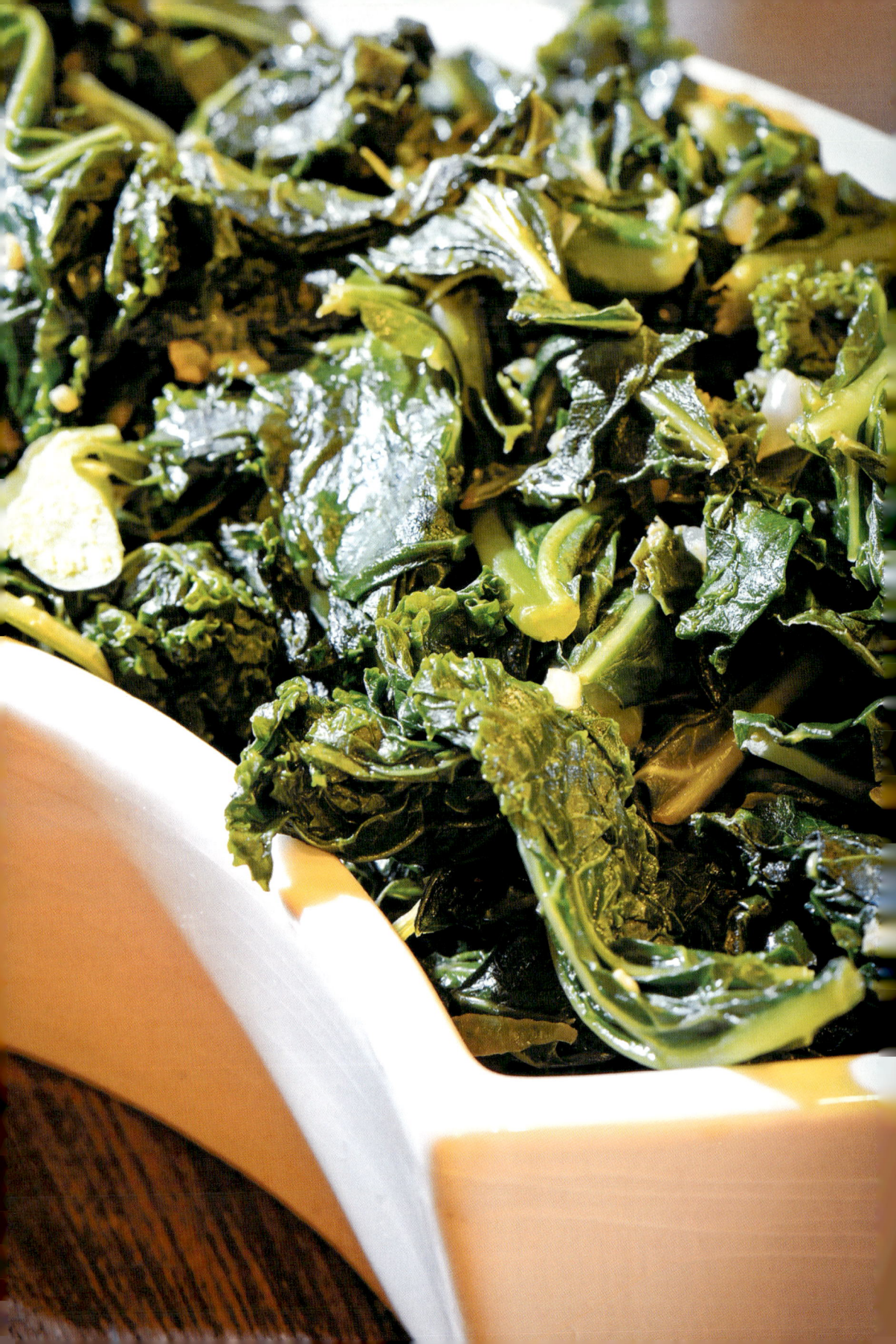

RECEITAS ALTERNATIVAS DE REFEIÇÕES SAUDÁVEIS

STIR-FRY DE FOLHAS

RENDIMENTO: 2 PORÇÕES

500 g de hortaliças verdes folhosas (como couve-manteiga, couve, espinafre, mostarda, dente-de-leão, acelga etc.)

2 colheres (sopa) de azeite extravirgem

3 dentes de alho picados

½ cebola roxa pequena picada

⅛ de colher (chá) de gengibre em pó ou um pedaço de gengibre fresco de mais ou menos 1 cm, descascado e ralado

1 colher (sopa) de xerez seco

2 colheres (chá) de molho de soja com pouco sódio

1 pitada de estévia

Corte as folhas em pedaços pequenos, lave e seque.

Aqueça o azeite em uma frigideira grande antiaderente a fogo médio-alto. Acrescente as folhas, o alho, a cebola, o gengibre, o xerez e o molho de soja. Acrescente um pouco de água para evitar que as folhas queimem.

Cozinhe por alguns minutos, mexendo constantemente, ou até os talos começarem a ficar macios.

Adicione a estévia a gosto e sirva.

FRANGO ASSADO EM CROSTA DE AMÊNDOAS

RENDIMENTO: 2 PORÇÕES

- 1 xícara de amêndoas
- 2 colheres (chá) de orégano
- ¼ de xícara de queijo parmesão
- 1 colher (chá) de sal marinho
- Pimenta-do-reino moída na hora
- 1 colher (chá) de tomilho
- 400 g de filés de peito de frango
- 2 claras de ovo levemente batidas

Preaqueça o forno a 170°C. Forre um tabuleiro com papel-manteiga.

Preparo da crosta de amêndoas: Processe as amêndoas, o orégano, o parmesão, o sal, a pimenta e o tomilho em um processador de alimentos até obter uma farinha bem fina.

Coloque o frango em um prato. Coloque as claras de ovo em uma vasilha e a mistura de amêndoas em outra.

Passe cuidadosamente cada pedaço de frango primeiro nas claras de ovo, depois na mistura de amêndoas e arrume-os na assadeira forrada com papel-manteiga.

Leve ao forno de 25 a 30 minutos.

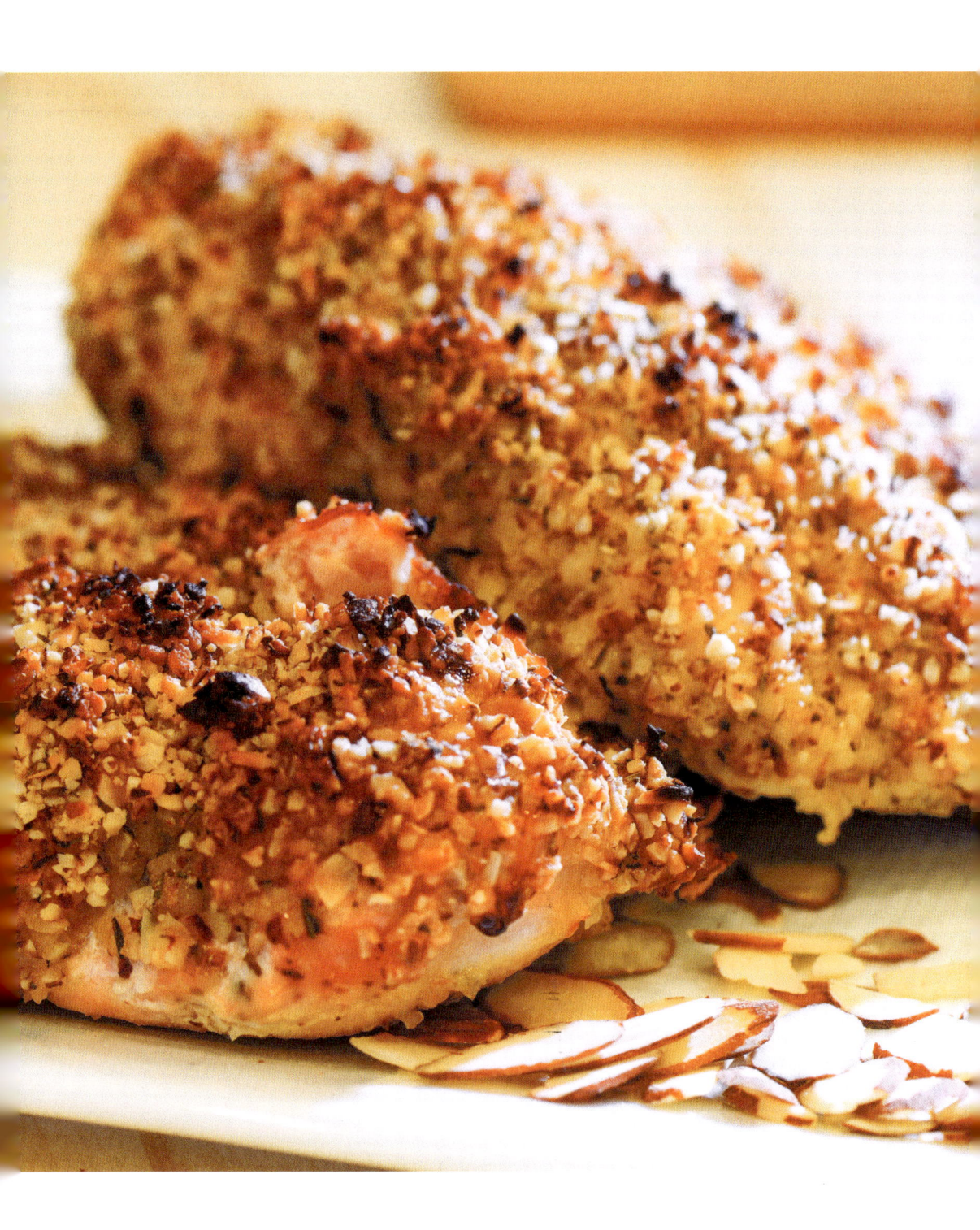

RECEITAS ALTERNATIVAS DE REFEIÇÕES SAUDÁVEIS

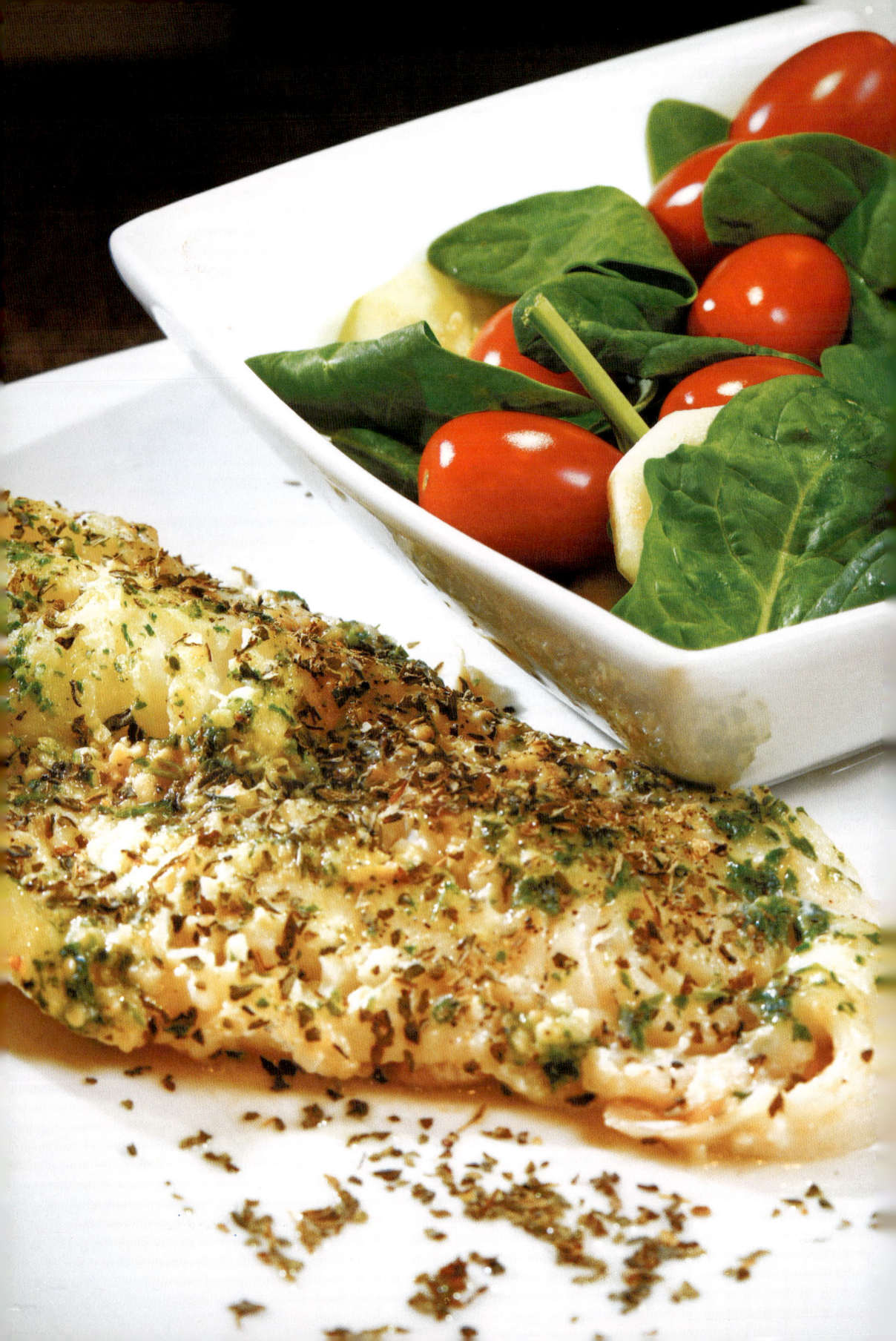

GULOSEIMAS (SOBREMESAS)

BROWNIES DE COCO

- ⅓ de xícara de farinha de coco
- ⅓ de xícara de cacau em pó sem açúcar
- ⅓ de xícara de óleo de coco
- 5 ovos inteiros
- ½ xícara de xarope de bordo
- 2 colheres (chá) de essência de baunilha pura
- 1 xícara de nozes picadas (opcional)

Preaqueça o forno a 180ºC.

Unte um tabuleiro quadrado pequeno.

Misture a farinha de coco e o cacau em pó em uma vasilha.

Acrescente o óleo de coco, os ovos, o xarope de bordo e a baunilha e misture bem.

Acrescente as nozes picadas, se for usar.

Transfira a massa para o tabuleiro untado e asse por cerca de 30 minutos.

Deixe esfriar bem no tabuleiro antes de cortar, caso contrário os brownies vão esfarelar.

DELÍCIA DE MORANGO COM AMÊNDOAS

500 g de morangos fatiados

¼ xícara de amêndoas picadas

Suco de ½ limão

¼ de colher (chá) de essência de baunilha pura

1 colher (sopa) de mel

Pitada de canela

Coloque o morango, as amêndoas, o suco de limão, a baunilha, o mel e a canela em uma vasilha grande. Misture bem e sirva.

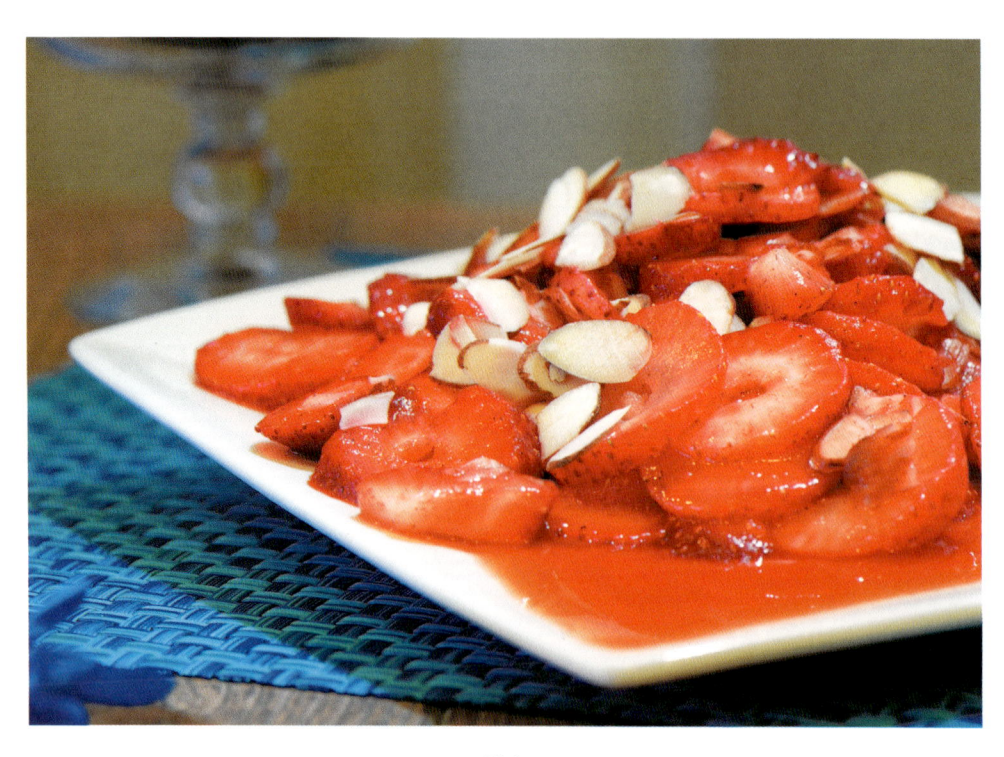

GULOSEIMAS (SOBREMESAS)

SORVETE DE BANANA COM MORANGO

4 bananas grandes sem casca e congeladas

2 xícaras de morangos congelados

½ xícara de leite de amêndoas (o ideal é usar o leite de amêndoas sem açúcar)

Coloque as bananas, os morangos e o leite de amêndoas no liquidificador e bata, mexendo com frequência, até a mistura adquirir uma consistência cremosa.

Cuidado para não bater demais, ou o sorvete derreterá.

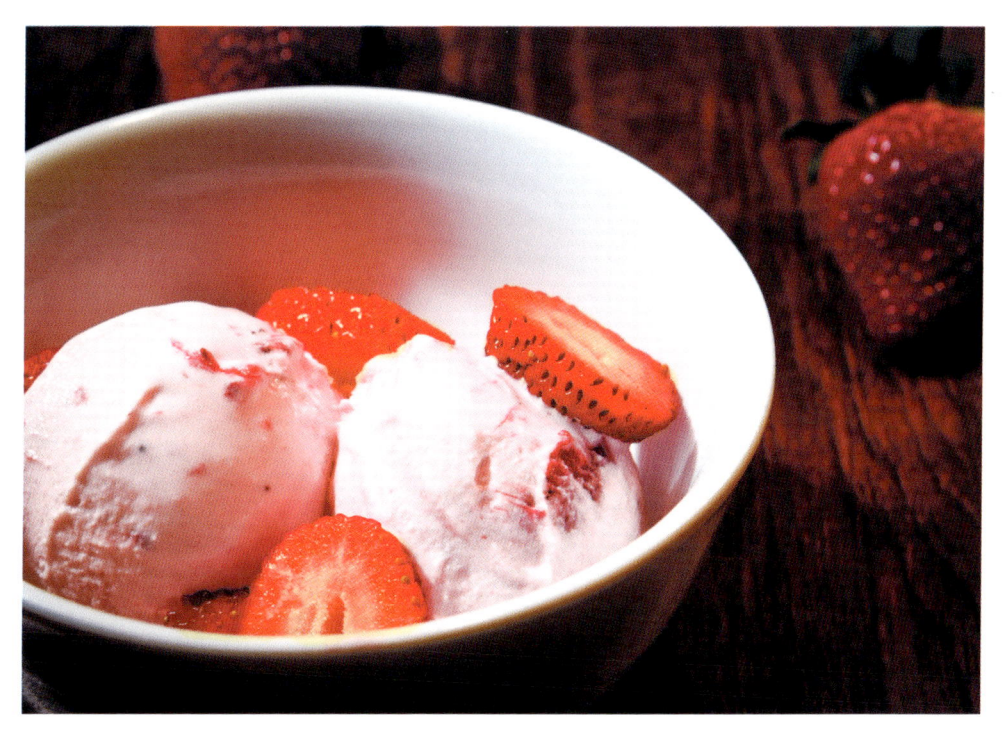

COOKIES COM GOTAS DE CHOCOLATE

RENDIMENTO: 15 COOKIES

⅓ de xícara de mingau de aveia

⅛ de xícara de farinha integral

3 colheres (sopa) de mel

1 colher (chá) de essência de baunilha pura

1 colher (chá) de canela

½ xícara de gotas de chocolate sem açúcar

⅔ de xícara de noz-pecã

Preaqueça o forno a 160ºC.

Forre um tabuleiro com papel-manteiga.

Coloque a aveia, a farinha, o mel, a baunilha e a canela em um processador de alimentos e bata para misturar bem.

Com o auxílio de uma espátula, transfira a massa para uma vasilha. Adicione as gotas de chocolate e as nozes.

Distribua a massa no tabuleiro às colheradas e asse por 20 minutos.

Tire os cookies do tabuleiro e deixe esfriar sobre um aramado.

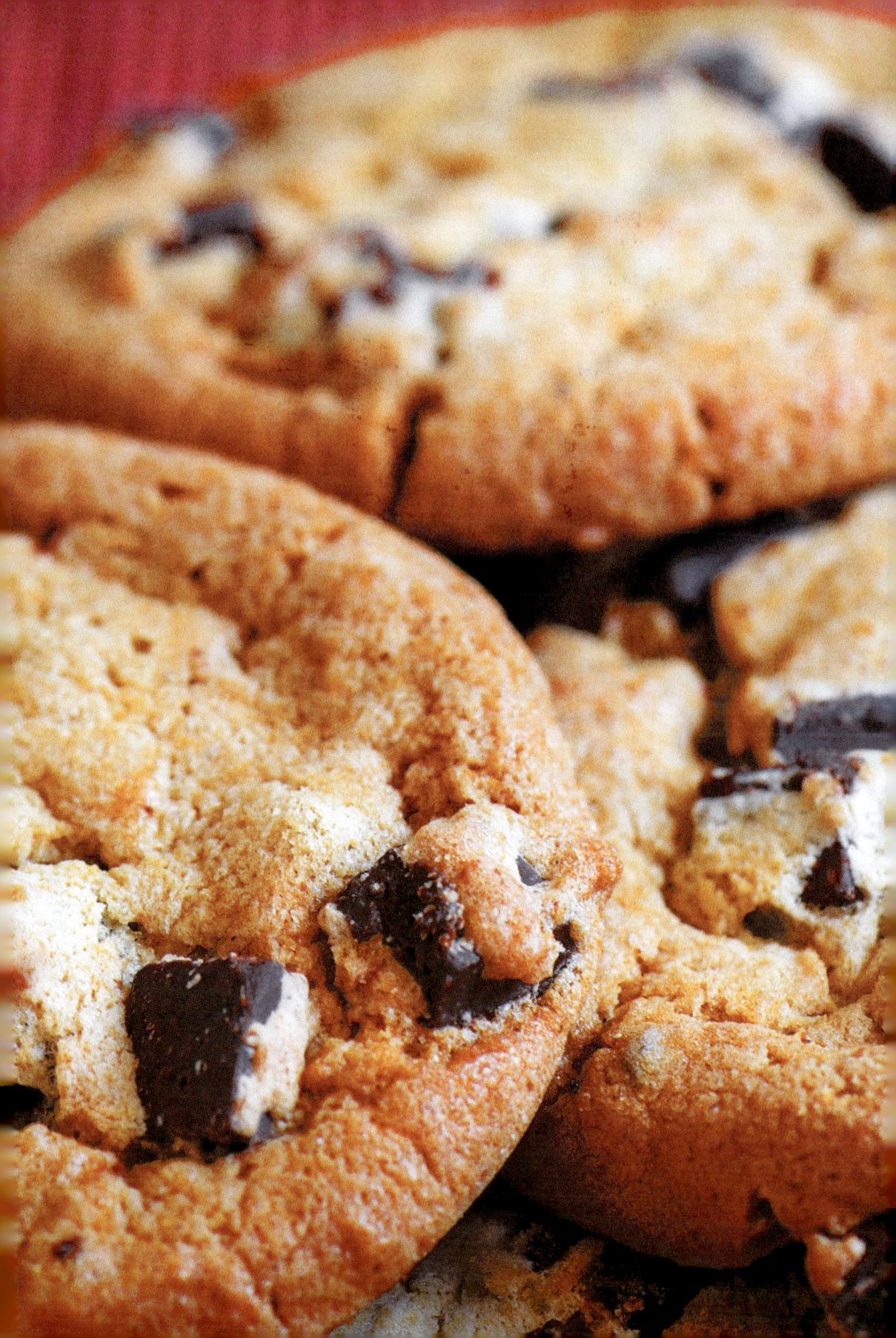

6
Lanches e bebidas

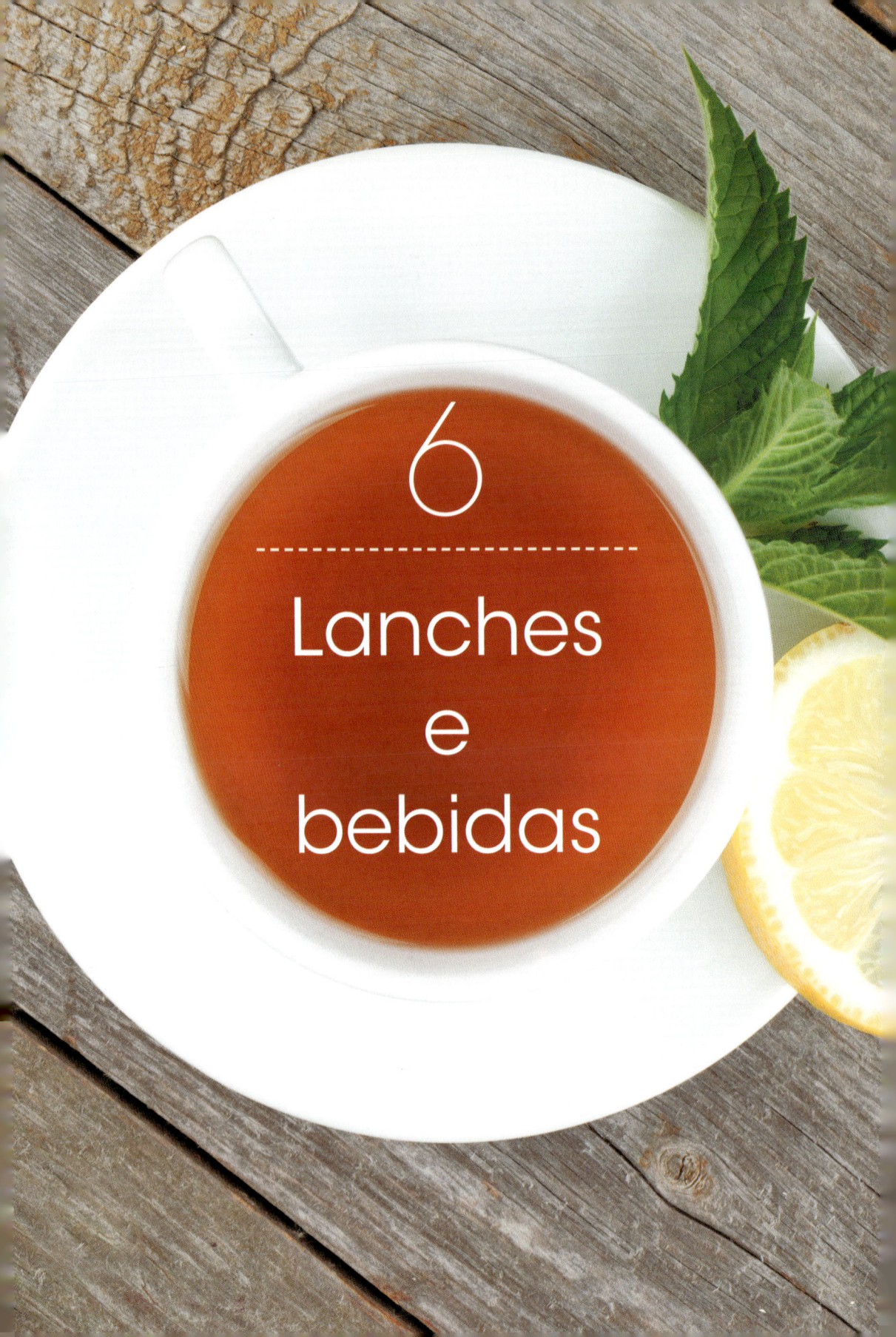

LANCHES E BEBIDAS

Os lanches são fundamentais para o sucesso do programa. É importante fazer pequenos lanches em intervalos regulares para manter o metabolismo acelerado e não ficar com fome. Não queremos que você adote a mentalidade de quem está seguindo uma dieta, por isso, sugerimos que aprenda a beliscar com moderação.

LANCHES

Aqui estão excelentes opções de lanches:

- maçã
- hortaliças cruas (aipo, cenoura, pepino e brócolis)
- nozes e sementes cruas e sem sal (apenas um punhado)
- ovos cozidos
- pipoca, com pouco sal
- chips de couve
- barras de proteína (sem laticínios)
- homus
- pasta de amendoim sem açúcar (menos de 3 g de açúcar)

BEBIDAS

São várias as opções de bebidas saudáveis das quais você poderá desfrutar durante o Plano de Refeições de 30 dias:

- água (mineral ou alcalina)
- água Detox ACV (descrita no Capítulo 10)
- chá desintoxicante, chás de ervas ou chá-verde
- café de ervas, como café Teeccino, ou 1 xícara de café comum

7

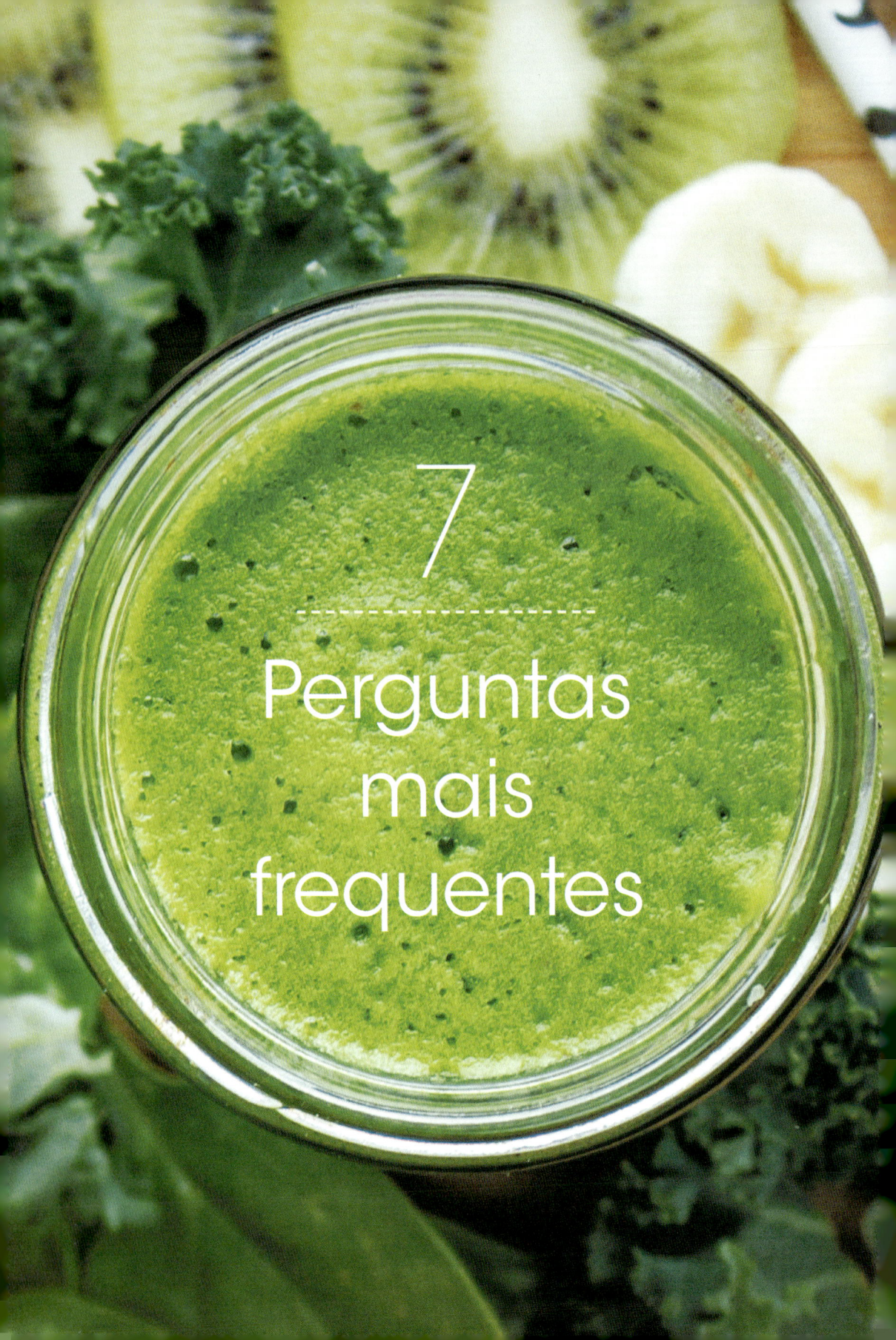

Perguntas mais frequentes

PERGUNTAS MAIS FREQUENTES

Aqui estão algumas das perguntas mais frequentes sobre o Plano de Refeições de 30 dias.

Qual é a diferença entre este programa e o Detox de 10 dias com sucos verdes?

▶ O Detox de 10 dias com sucos verdes é um programa de desintoxicação mais radical, com muito mais restrições e intensos sintomas de desintoxicação. Com o Programa de 30 dias, você continuará se desintoxicando, mas também vai se alimentar com refeições todos os dias, poderá tomar café e chá-verde e até comer uma guloseima (sobremesa) toda semana. Além disso, os sintomas da desintoxicação serão menos frequentes e mais brandos, pois a desintoxicação ocorrerá ao longo de um período de 30 dias. No entanto, em ambos os programas, você vai emagrecer, ganhar energia, melhorar a digestão, diminuir o inchaço e aumentar a clareza mental.

E se eu quiser fazer as refeições saudáveis às quais estou acostumado?

▶ Se desejar fazer as próprias refeições, além das apresentadas neste livro, por favor, assegure-se de que elas sejam leves, saudáveis e ricas em proteína. Além disso, certifique-se de evitar em todas as suas receitas de refeições saudáveis os itens que se enquadram na categoria "não coma". Seguindo essas regras, você com certeza poderá alternar entre as refeições saudáveis recomendadas aqui e algumas das suas refeições saudáveis preferidas.

Acabei de concluir o Detox de 10 dias com sucos verdes. Posso seguir o Plano de Refeições de 30 dias?

▶ Claro que sim! O Programa de 30 dias foi concebido para ser uma continuação do Detox de 10 dias com sucos verdes. No entanto, é importante "quebrar o detox" assim que terminar o Detox de 10 dias com sucos verdes. Para isso, aguarde três dias antes de reintroduzir alimentos mais pesados em sua dieta. As saladas são um bom começo. Prepare molhos para salada que agradem seu paladar. Continue tomando seus sucos verdes e ouvindo seu corpo para assim avaliar o que funciona bem para você.

9

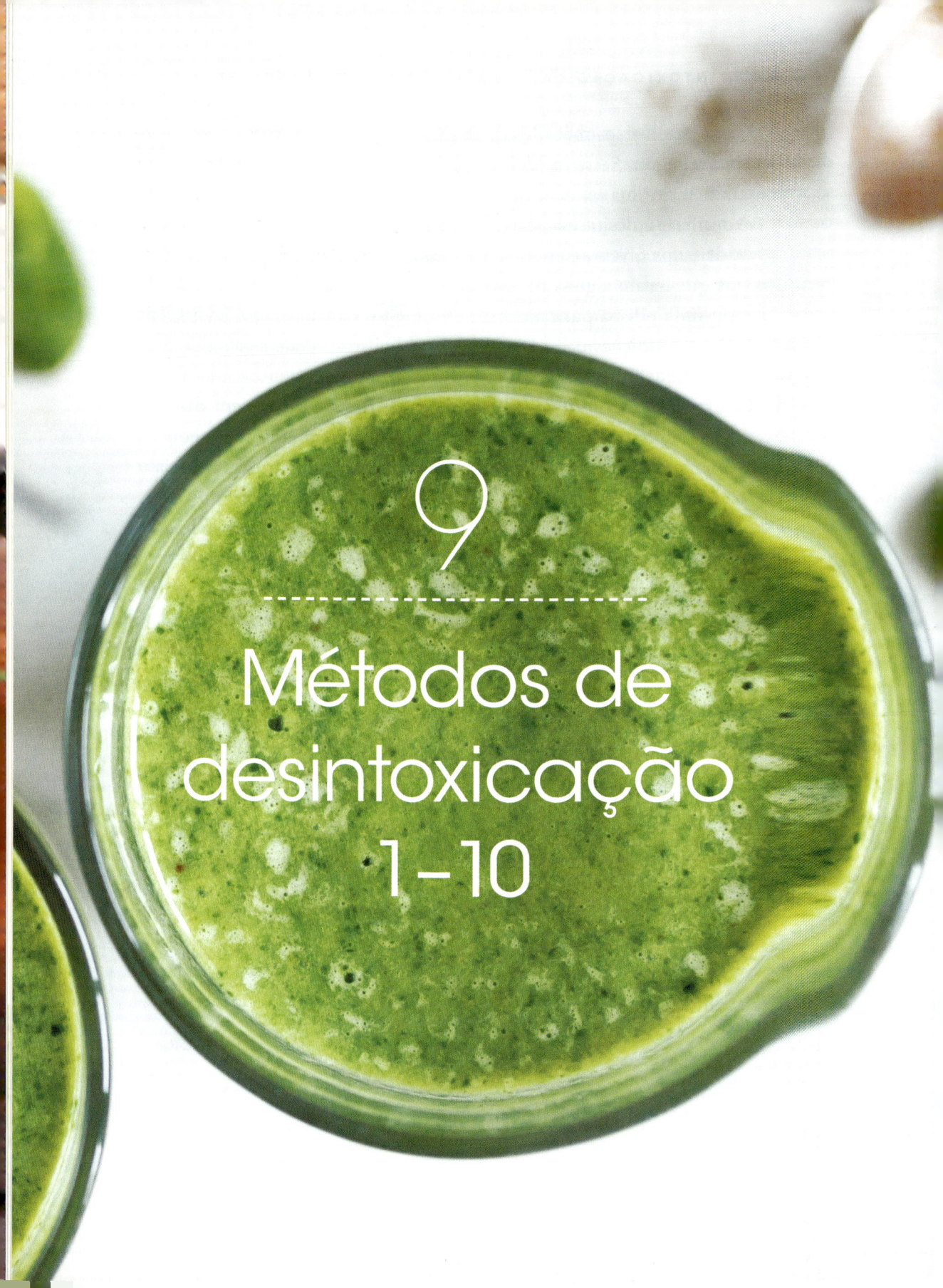

Métodos de desintoxicação 1-10

1. Acupuntura

A acupuntura, um dos principais componentes da Medicina Tradicional Chinesa, baseia-se no equilíbrio do Qi (pronuncia-se "chi"), a energia vital que nutre as funções do corpo. Por meio de agulhas, os acupunturistas estimulam determinados pontos no corpo com a finalidade de aliviar a dor ou tratar diversos problemas de saúde. Se as agulhas forem inseridas nesses pontos nas combinações corretas, o fluxo de energia é restaurado, promovendo a cura.

A acupuntura oferece ao corpo as ferramentas necessárias para se restaurar e se curar e pode ser usada para desintoxicação e tratamento da dor crônica. Se os órgãos de eliminação estiverem desbloqueados, a acupuntura pode estimular o fígado, permitindo a liberação de mais toxinas do organismo.

A acupuntura tem também um efeito diurético natural. O procedimento ajuda o corpo a se limpar por meio da eliminação de toxinas através do trato urinário. Além disso, ajuda também a reduzir o apetite, a ânsia de comer e o vício em determinados alimentos.

Grau de dificuldade: Muito fácil e relaxante (a aplicação de agulhas não dói).

Tempo: 30 a 40 minutos.

O que esperar: Redução do apetite ou da ânsia de comer, menor retenção de líquidos e mais moderação no consumo exagerado de alimentos.

2. Água Alcalina

O equilíbrio geral do pH do corpo é extremamente importante para manter a saúde boa. O objetivo é alcançar um estado saudável de alcalinidade porque, segundo afirmam especialistas, não existe doença quando o organismo se encontra em um estado alcalino. Quando se encontra em estado ácido, o corpo não está saudável. A acidez aumenta o risco de diversos tipos de males, doenças crônicas e propicia o ganho de peso.

A desintoxicação torna o organismo mais alcalino. Um corpo sobrecarregado de toxinas tem maior propensão a se tornar ácido. A água alcalina pode ajudar a manter o corpo em um estado alcalino. Beber água alcalina (água ionizada ou rica em hidrogênio) desintoxica o corpo e deixa a pele mais lisa, mais elástica e com aspecto mais jovial. Os benefícios da ingestão de água alcalina são desintoxicação, melhor hidratação e aumento dos níveis de energia.

A água alcalina tem um pH mais alto (8 ou 9) do que a potável comum (6 ou 7). O pH mede, em uma escala de 0 a 14, o nível de acidez ou alcalinidade de determinada substância. Por exemplo, algo com um pH de 1 seria muito ácido enquanto algo com um pH de 13 ou 14 seria muito alcalino. A água alcalina, por ter uma acidez menor, pode ajudar a neutralizar a acidez no organismo.

Uma maneira simples de tornar a água que você bebe mais alcalina é acrescentar um pouco de suco de limão ou lima a um copo de água destilada. É importante usar água destilada porque a água da torneira (quando própria para consumo) ou a engarrafada podem conter aditivos ou ingredientes artificiais. É possível também comprar gotas de pH e acrescentá-las à água como alternativa para torná-la mais alcalina.

É possível comprar água alcalina em lojas de produtos naturais ou adquirir uma garrafa de água alcalina portátil, que transforma a água normal em alcalina. Uma opção mais cara seria adquirir um filtro que converte a água da pia em alcalina.

Não é recomendável beber água alcalina junto com a comida ou nos 30 minutos que antecedem ou sucedem às refeições. É preciso ir aumentando aos poucos a quantidade de água alcalina que o organismo pode suportar, começando com 220 ml por dia. Se consumir uma quantidade muito grande rápido demais, você sentirá fortes sintomas de desintoxicação, como dor de cabeça e erupções cutâneas.

Grau de dificuldade: Fácil, é só beber!

Tempo: Nenhum específico.

O que esperar: Desintoxicação, melhor hidratação e aumento dos níveis de energia.

3. Massagem Ayurvédica

A massagem ayurvédica trata o corpo como um todo — física, mental e emocionalmente — por meio do toque. Seu foco é eliminar as toxinas dos tecidos e direcioná-las para o trato digestivo, de modo que possam ser expelidas do corpo. A estimulação linfática com óleos de ervas ayurvédicas ajuda a expulsar o acúmulo tóxico de vários canais no interior do corpo. A aplicação de vapor de óleos especializados nos diversos Dosha (aquecidos), com toques contínuos e técnicas que abrangem o corpo inteiro, seguida da exfoliação com uma fórmula à base de ervas, torna a experiência dinâmica e intensa.

Panchakarma, que significa "cinco terapias", é o principal tratamento de purificação e desintoxicação da medicina ayurveda. Trata-se de um processo abrangente de limpeza que libera as toxinas armazenadas no organismo e restaura a capacidade de cura inata a ele. É também excelente para desintoxicar o fígado e aumentar a capacidade do corpo de metabolizar gordura, o que torna o tratamento benéfico para quem deseja se desintoxicar e emagrecer.

Grau de dificuldade: Fácil e relaxante.

Tempo: 1 a 2 horas.

O que esperar: Alívio do estresse, melhor qualidade do sono, diminuição da celulite, equilíbrio geral.

10

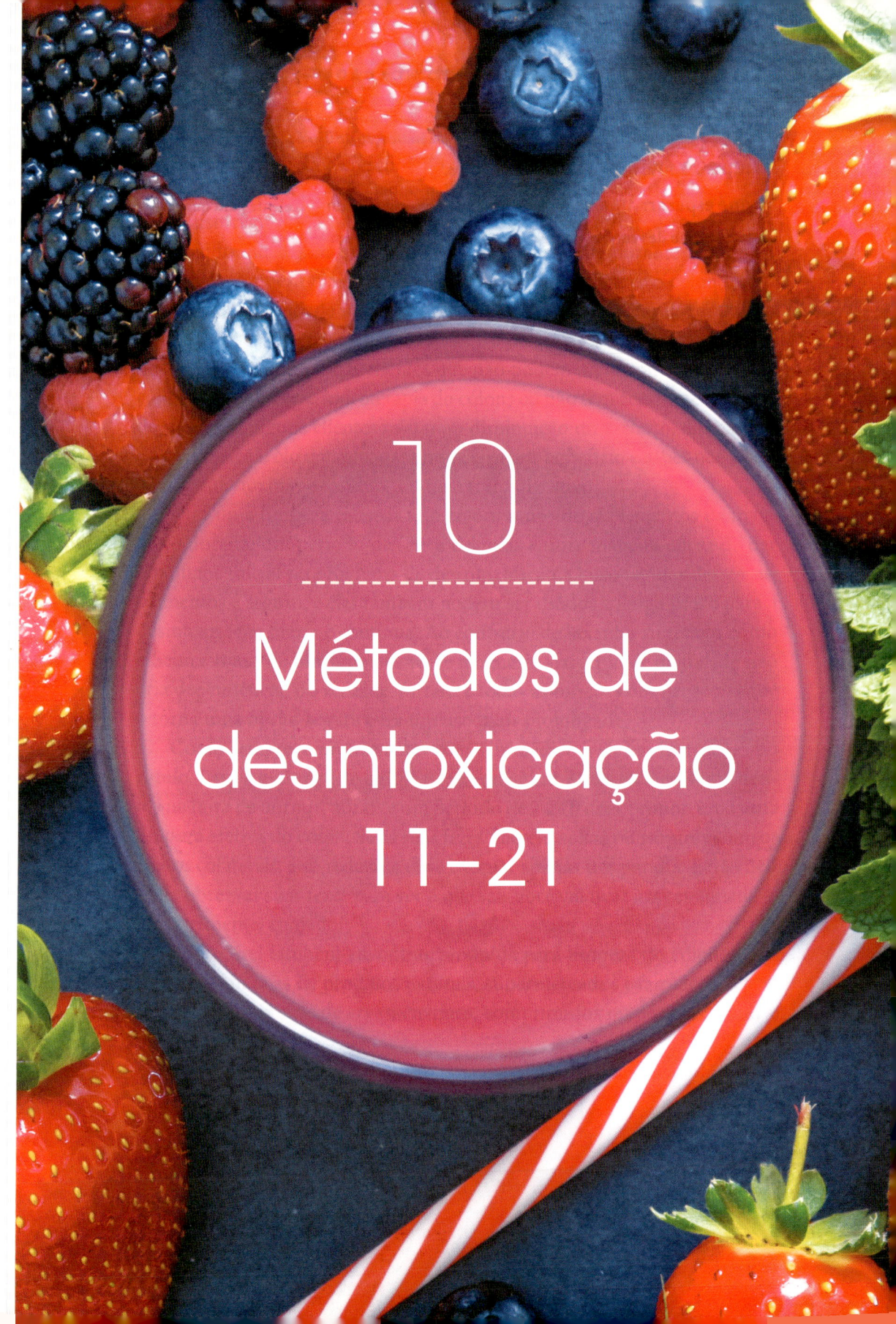

Métodos de desintoxicação 11-21

11. Colonterapia

A colonterapia, conhecida também como hidroterapia do cólon ou irrigação colônica, é a infusão de água no reto, por um terapeuta especializado, usado para eliminar do intestino os resíduos e a matéria fecal compactada. A hidroterapia do cólon é uma leve lavagem do intestino grosso na qual se utiliza água purificada. As pessoas recorrem à colonterapia para se livrar do excesso de toxinas acumuladas ao longo do tempo em decorrência dos alimentos que ingerem e de outras toxinas ambientais, como poluição, medicamentos, produtos de limpeza doméstica e pesticidas.

Mas o que acontece durante uma sessão de colonterapia? Com o paciente deitado em uma mesa, o terapeuta especializado utiliza uma máquina para injetar lentamente água no cólon do paciente. Assim que uma ligeira pressão se acumular no cólon, a água é liberada. Pode se tornar relaxante depois que o processo é iniciado e o paciente fica à vontade. Enquanto a água e os resíduos são eliminados por um tubo, a região do abdômen é massageada com delicadeza. O processo é repetido durante o período do tratamento, que vai de 30 a 45 minutos. O terapeuta pode usar uma variedade de pressões e temperaturas da água. A colonterapia funciona de maneira análoga a um enema, mas envolve uma quantidade muito maior de água e nenhum de seus odores ou desconforto.

Uma advertência a respeito da colonterapia: o processo elimina do corpo todas as bactérias, as boas e as ruins, mas, a não ser que você esteja extremamente doente ou debilitado, o organismo repõe as bactérias benéficas em 24 horas. Entretanto, é bom sempre tomar um suplemento probiótico depois da colonterapia para repô-las imediatamente. Um bom terapeuta especializado lhe fornecerá probióticos (bactérias boas) no fim da sessão de colonterapia.

Se você optar por pesquisar mais sobre a colonterapia e decidir incluí-la em seu processo de desintoxicação, seria interessante realizá-la pelo menos uma vez por semana durante até seis semanas, em particular quando se inicia uma desintoxicação mais agressiva. Isso porque você está expelindo toxinas do corpo e, se não forem eliminadas rapidamente, poderão causar sintomas desagradáveis da desintoxicação. Se seu corpo estiver administrando bem as toxinas e os resíduos por meio de evacuações diárias normais (uma ou duas vezes ao dia), você provavelmente não precisa de colonterapia. Se não evacua todos os dias, talvez seja uma boa ideia realizar a colonterapia para estimular o funcionamento do intestino.

Não existem grandes limitações à colonterapia administrada por um terapeuta especializado e bem treinado. Você não precisa se preocupar com a segurança do procedimento, desde que seja realizado por um colonterapeuta certificado e com uma máquina de boa qualidade.

Grau de dificuldade: Relativamente fácil e relaxante.

Tempo: 1 hora.

O que esperar: Alívio do inchaço, dos gases e da constipação; melhor para quem sofre de prisão de ventre e gostaria de ir ao banheiro diariamente.

12. Almofadas desintoxicantes e escalda-pés

ALMOFADAS DESINTOXICANTES (DETOX FOOT PADS)

Este talvez seja o método de desintoxicação mais fácil de todos. As almofadas desintoxicantes são uma maneira rápida e fácil de eliminar as toxinas do corpo. Assemelham-se a uma atadura branca, grande, com uma variedade de ingredientes e ervas que ajudam o corpo a eliminar toxinas e até metais pesados e venenos. Elas devem ser aplicadas na planta dos pés durante a noite, enquanto dorme, e coladas por tiras de adesivo. Pela manhã, é só descartá-las. São úteis para dores musculares, dores nas articulações, inchaços e edemas.

As almofadas desintoxicantes utilizam a mesma filosofia da acupuntura, pois no pé encontram-se mais de 60 pontos de acupuntura. Quando o sangue circula pelo pé, a almofada utiliza esses pontos para eliminar as toxinas. Ao serem atraídas para fora dos tecidos e células do corpo, as toxinas acabam nos pés, onde podem ser eliminadas com as almofadas.

ESCALDA-PÉS

Encontrado em muitos spas, o escalda-pés detox (escalda-pés iônico) funciona mergulhando-se os pés em uma solução de água salina composta por diversos ingredientes que eliminam as toxinas. O escalda-pés iônico é um método natural para ajudar o organismo a eliminar perigosas toxinas e metais pesados. A atividade iônica da água penetra na gordura corporal e elimina as toxinas pelas centenas de poros presentes nos pés. Trinta minutos, em média, é o tempo necessário para um escalda-pés detox, que custa pouco mais do que as almofadas. Diz-se que esse procedimento aumenta a mobilidade dos joelhos e cotovelos. É uma opção de medicina alternativa para pessoas que sofrem de dores de cabeça, ósseas e articulares crônicas.

Um escalda-pés detox é muito simples e extremamente relaxante! Em geral, é oferecido em spas.

Grau de dificuldade: Muito fácil e relaxante.

Tempo: Almofadas devem aplicadas durante a noite, enquanto dormimos; escalda-pés de: 30 a 45 minutos.

O que esperar: Alívio das dores e do inchaço.

13. Água detox (vinagre de maçã)

Beber vinagre de maçã diluído na água de uma a três vezes por dia é uma maneira simples e eficaz de se desintoxicar e melhorar a digestão. Devido à rica presença de minerais, vitaminas e enzimas, a água com vinagre de maçã possui excelentes propriedades de limpeza. Ajuda o organismo a eliminar toxinas e resíduos com maior eficiência antes de terem tempo de se acumular e danificar o corpo. Sabe-se que o vinagre de maçã diluído na água auxilia a digestão e melhora o funcionamento intestinal. Além disso, ajuda a desintoxicar o fígado, purificar o sangue e melhorar a circulação devido a poderosas enzimas que degradam o colesterol ruim, impedindo-o de obstruir as artérias.

A água detox estimula o metabolismo e acelera a queima de gordura. Por estimular a digestão, reduz também a quantidade de gorduras que permanecem no trato digestivo. Quanto mais tempo além do necessário as gorduras estiverem presentes durante a digestão, maior será a quantidade de gordura absorvida pelo corpo.

Se quiser usar a água detox para emagrecer, é preciso tomá-la de estômago vazio assim que acordar. Você pode bebê-la até três vezes ao dia — antes de cada refeição — para acelerar os resultados.

EIS MINHA RECEITA PREFERIDA:

- 2 colheres (sopa) de vinagre de maçã não refinado
- 170 a 230 ml de água
- Limão espremido
- 1 pitada de pimenta-caiena (opcional)
- (Se desejar, pode acrescentar estévia a gosto, mas não é necessário)

Grau de dificuldade: Fácil, mas o sabor não é muito bom.

Tempo: 2 a 3 minutos para preparar.

O que esperar: Entre os benefícios estão a melhora da digestão, a diminuição do inchaço e ajuda no emagrecimento.

14. Banho com sais de Epsom

O sal de Epsom é rico tanto em magnésio quanto em sulfato. Ambos podem ser facilmente absorvidos pela pele. Em um banho detox com sais de Epsom, o sulfato de magnésio é absorvido pela pele, o que ajuda a eliminar do corpo toxinas, fluido extra e resíduos celulares. Ao expelir o excesso de fluido do corpo, o banho com sais de Epsom ajuda a eliminar o inchaço e o excesso de peso sob a forma de água. Aliás, as celebridades costumam usar os banhos com sais de Epsom de dois a três dias antes de um evento importante, quando pretendem estar em sua melhor forma.

Para preparar um banho com sais de Epsom: Comece aos poucos, colocando apenas 1 colher (sopa) de sal de Epsom na água do banho. Gradualmente, com o tempo e depois de vários banhos, aumente a quantidade de sal até chegar a duas xícaras. Se começar com uma quantidade muito grande logo no início, você poderá apresentar alguns efeitos adversos, como fadiga extrema. Permaneça na banheira de 15 a 20 minutos e relaxe. Não permaneça na banheira mais de 25 minutos ou pode acabar se exaurindo. Certifique-se de reidratar-se bem durante e após o banho quente. Os banhos com sais de Epsom podem ser realizados uma ou duas vezes por semana.

Para obter ainda mais benefícios, acrescente dez gotas dos seguintes óleos essenciais, que são úteis para diversos problemas de saúde:

- Lavanda: calmante e relaxante
- Cedro: depressão e alterações de humor
- Hortelã-pimenta: fadiga
- Camomila e alecrim: dor de cabeça

Grau de dificuldade: Muito relaxante.

Tempo: 5 minutos para preparar, 20 minutos no banho.

O que esperar: Desintoxicação, redução do estresse, alívio da dor e das câimbras musculares, menos inchaço e peso em forma de água.

15. Alimentos desintoxicantes

Ao ingerir alimentos naturais, orgânicos, saudáveis, sobretudos crus, você mantém o corpo limpo e tende a ter uma aparência radiante, independentemente da idade. Desintoxicar-se é limpar e nutrir o corpo de dentro para fora. Quando se elimina toxinas e depois se alimenta o corpo com nutrientes saudáveis, a desintoxicação ajuda a manter a saúde ideal.

OS ALIMENTOS A SEGUIR FAZEM UM EXCELENTE TRABALHO NA DESINTOXICAÇÃO DO CORPO:

- *Alho.* Esse bulbo de sabor pungente estimula o fígado a produzir enzimas de desintoxicação que ajudam a filtrar os resíduos tóxicos no sistema digestivo. O acréscimo de alho fatiado ou cozido a um prato ajuda qualquer dieta detox.

- **Amêndoas.** Segundo um estudo publicado no *Journal of the National Cancer Institute*, bastam alguns pequenos punhados por dia para ajudar a limpar os depósitos de resíduos do corpo. Amêndoas são ricas em fibras, cálcio, magnésio e proteína, o que ajuda a estabilizar a glicemia e remover impurezas do intestino.

- **Beterrabas.** A ingestão de beterraba pode não apenas aumentar a energia e reduzir a pressão arterial, como também pode ajudar a combater o câncer e estimular o cérebro. A beterraba contém uma mistura singular de substâncias fitoquímicas naturais e de minerais que ajudam a combater infecções, purificar o sangue e limpar o fígado. Quando você está se desintoxicando, a beterraba garante que as toxinas expelidas dos tecidos e das células sejam de fato eliminadas do corpo por meio da transpiração, das fezes e da urina.

- **Brotos de brócolis.** São extremamente ricos em antioxidantes e ajudam a estimular enzimas de desintoxicação no trato digestivo como nenhuma outra hortaliça. Os brotos são, na verdade, mais eficazes do que a hortaliça crescida.

- **Cebola.** Cebola, cebolinha verde e chalotas são fontes de aminoácidos que contêm enxofre. Segundo Patrick Holford e Fiona McDonald Joyce, autores do livro *The 9-Day Liver Detox Diet*, o enxofre conduz a um caminho fundamental para a limpeza hepática conhecido como sulfação. Os aminoácidos presentes na cebola fornecem matéria-prima para a produção de glutationa, um composto desintoxicante no fígado. Ela desintoxica o corpo com acetaminofeno e cafeína, que passam pelo órgão. Os autores recomendam a ingestão de uma cebola pequena, uma chalota ou quatro cebolinhas verdes cruas por dia para obter o efeito desintoxicante total. A cebola roxa crua é particularmente benéfica, pois contém quercetina, um anti-inflamatório natural que intensifica a função hepática

- **Feijão.** O feijão contém uma potente enzima chamada colecistocinina, que reduz naturalmente o apetite e, ao mesmo tempo, fornece proteína ao fígado, ajudando-o a desintoxicar o organismo. Acrescente-o a saladas ou coma-o como prato principal ou acompanhamento.

- *Frutas cítricas.* As frutas cítricas, entre elas *grapefruit*, limão, lima e laranja, ajudam o corpo a expurgar toxinas e também a dar o pontapé inicial nos processos enzimáticos no trato digestivo. Além disso, auxiliam o fígado nos processos de limpeza. Para intensificar a desintoxicação, comece o dia com um copo de água morna com limão. A vitamina C transforma toxinas em material digestível.
- *Hortaliças verdes folhosas.* Encha a geladeira de couve, espinafre, espirulina, alfafa, acelga suíça, rúcula e outras folhas orgânicas. Essas hortaliças atuam melhor na desintoxicação se consumidas cruas ou levadas cruas à centrífuga. Fornecem clorofila ao trato digestivo. A clorofila livra o corpo de quaisquer toxinas ambientais danosas provocadas por poluição, metais pesados, herbicidas, produtos de limpeza e pesticidas. As folhas também são ricas em enxofre e glutationa, substâncias que ocorrem naturalmente e ajudam o fígado a eliminar substâncias químicas prejudiciais. Os sucos verdes (ver Capítulo 2) são uma maneira de acrescentar essas hortaliças a sua alimentação.
- *Ômega-3.* Use azeite, óleos de cânhamo, abacate, peixe ou linhaça para lubrificar as paredes intestinais, permitindo que as toxinas sejam absorvidas pelo óleo e eliminadas pelo corpo.
- *Nozes e sementes.* Incorpore uma quantidade maior de nozes e sementes facilmente digeríveis à sua alimentação. Entre elas, incluem-se sementes de linhaça, sementes de abóbora, amêndoas, nozes, sementes de cânhamo, sementes de gergelim, sementes de chia, sementes de cedro siberiano e sementes de girassol.

Grau de dificuldade: Fácil, basta comer.

Tempo: O tempo que você desejar dedicar ao preparo.

O que esperar: Melhor saúde e digestão; sensação de juventude.

16. Sucos verdes

Os sucos verdes têm uma capacidade tão grande de desintoxicar o corpo que merecem uma categoria à parte. Eles oferecem ao organismo a nutrição de qualidade necessária enquanto limpa nossas células e nosso interior. Vitaminas, minerais e outros nutrientes serão absorvidos pelo corpo com mais eficácia, permitindo que as células se renovem e você passe a se sentir e parecer mais jovem. Os sucos verdes são repletos de clorofila, cuja estrutura é semelhante à da hemoglobina no corpo humano. Assim, sempre que você toma um suco verde, é como se estivesse recebendo uma transfusão de sangue. Eles são um poderoso método de limpeza para o corpo.

Como afirmei no início da seção, depois que utiliza os nutrientes dos alimentos que consumimos, o organismo dispensa as partículas e os resíduos alimentares produzidos pelo processo digestivo que não foram aproveitados. Se não eliminarmos adequada e completamente os alimentos não digeridos, tudo o que fica para trás deixa toxinas e resíduos no corpo. Porém, graças aos sucos verdes, podemos obter as fibras necessárias para limpar o corpo, fortalecer o sistema digestivo e eliminar toxinas.

Muitas pessoas foram muito bem-sucedidas com o Detox de 10 dias com sucos verdes, sobre o qual escrevi um livro com o mesmo título, para desintoxicar o corpo e servir como ponto de partida para o emagrecimento!

Grau de dificuldade: Relativamente fáceis de preparar.

Tempo: 5 minutos para preparar.

O que esperar: Emagrecimento, aumento de energia, redução da ânsia de comer determinados alimentos, pele mais radiante.

17. Detox de metais pesados

Metais pesados como mercúrio, chumbo e alumínio podem acumular no corpo e desencadear problemas de saúde como doenças cardíacas, problemas de tireoide, autismo, infertilidade e demência. Outros sintomas comuns são fadiga, problemas de memória, confusão mental, dor nas articulações e dor/fraqueza muscular. O detox de metais pesados retira do organismo metais pesados e outras substâncias tóxicas, além de repor nutrientes importantes para a melhora da saúde e do bem-estar.

Antes de realizar um detox de metais pesados, é preciso submeter-se a uma avaliação da carga total de mercúrio e outros metais pesados no organismo. Um tratamento popular é o uso de DMSA[1], aprovado nos Estados Unidos pela FDA, e outros agentes aglomerantes que "puxam" o mercúrio para fora do corpo. O médico poderá auxiliá-lo a ter acesso aos melhores métodos de tratamento. Outros suplementos usados para detox de metais pesados são chlorella, coentro e cardo-mariano. As saunas também são úteis no detox de metais pesados.

Grau de dificuldade: Basta tomar os suplementos.

Tempo: Varia; eliminar o mercúrio e outros metais pesados do corpo pode levar meses, até anos.

O que esperar: Redução ou total desaparecimento de sintomas relacionados a toxinas e metais pesados; aumento de energia; melhora dos padrões de sono; eliminação ou redução de problemas de estômago, dores musculares e articulares.

18. Limpeza hepática

O fígado (órgão responsável pela queima de gordura) é fundamental para a desintoxicação e queima de gordura no corpo. Embora existam vários órgãos de eliminação no corpo, os profissionais de saúde, em geral, concordam que o fígado é o principal. Diz-se que a estimativa e a qualidade de vida dependem da adequada função hepática. O fígado funciona dia e noite para eliminar do sangue toxinas como bactérias ruins, substâncias químicas e outras estranhas. É responsável também pela quebra de gorduras no organismo. Por isso, é essencial realizar uma "faxina" hepática para manter o fígado limpo e saudável, funcionando a todo vapor.

Uma maneira fácil de fazer isso é tomar ervas/suplementos, como cardo-mariano, raiz de dente-de-leão e bardana. Essas ervas são totalmente naturais e muito eficazes. Você verá que muitos produtos no mercado misturam essas ervas em um suplemento para que você possa alcançar os me-

---

1 Ácido dimercaptosuccínico; usado no tratamento de envenenamento por chumbo, mercúrio etc. (N. da PO.)

PARTE 3

HISTÓRIAS DE SUCESSO

Esta seção oferece um pouco de motivação extra, com diversas histórias de pessoas que descobriram o poder dos sucos verdes para aumentar os níveis de energia, modificar hábitos alimentares e transformar seus corpos. Pessoas iguaizinhas a você que tiveram um sucesso extraordinário. Suas histórias vão ajudá-lo a perceber que você também pode ser bem-sucedido. Essas pessoas voltaram a se sentir jovens, perderam 20 quilos ou mais e atingiram o peso ideal e o mantiveram ao incorporar sucos verdes e refeições leves e saudáveis à sua dieta.

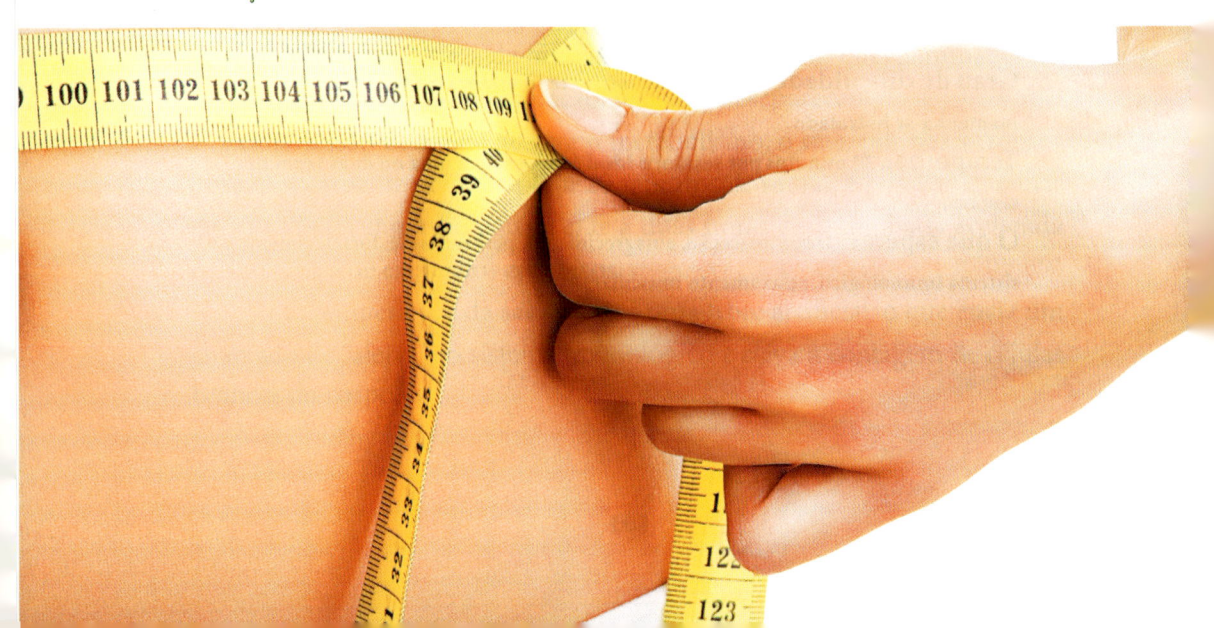

HISTÓRIAS DE SUCESSO

Tammi perdeu 28 quilos e afirma: "Você vale muito!"

"Nunca é fácil iniciar uma nova jornada, e continuar empenhado é igualmente difícil. Olhar-se no espelho e não gostar da imagem refletida, decepcionar-se porque não consegue se vestir como gostaria, ou ouvir as pessoas dizerem que você "relaxou demais" bastam para deixá-lo na defensiva. É a decisão que leva à ação. Finalmente decidi que estou no controle da minha vida, não importa o que digam ou mesmo o que sinto. Percebi que nada vai mudar se eu não modificar a minha forma de pensar.

"Em junho, concluí que havia chegado ao limite. Não estava com nenhum problema de saúde, mas minha família tem histórico de hipertensão e diabetes. Não queria deixar a porta aberta para esses males. Lembro-me de, nos primeiros dez dias do *Detox de 10 dias* com sucos verdes, preparar meus sucos e levá-los num cooler ao viajarmos para Memphis com o coral dos nossos filhos. Levei a sério aqueles dez dias. Comecei a sentir tanta energia que passei a caminhar todo dia por pelo menos meia hora. Minhas medidas diminuíam, e eu entrava no ritmo. Ao continuar incorporando sucos verdes ao meu estilo de vida, fui de 102 para 74 quilos. Passei a vestir 42, quando o meu normal era 52/54. Até o número que calço diminuiu!

"As pessoas procuram em mim motivação (não era o meu objetivo). Quero ajudar como puder, direta ou indiretamente. A meu ver: 'Cada um exerça o dom que recebeu para servir aos outros, administrando fielmente a graça de Deus em suas múltiplas formas' (1 Pedro 4:10). Deus me proporcionou tantas influências positivas desde que comecei essa jornada que sinto que, se desistir, vou estar rejeitando as dádivas com que Ele presenteou a mim e a eles, então sigo tentando. Sei que é o que Deus deseja.

"Se pudesse dizer só uma coisa para ajudar ou motivar alguém, diria: 'Você se basta, você vale muito, você vai conseguir, você tem o poder de se tornar o que quiser.' Isso precisa virar o seu mantra diário, sua maior motivação pessoal. Não basta só *falar*, é preciso *agir*.

"Agora que atingi o peso que queria, vivo um estilo de vida DHEMM. Costumo beber pelo menos um suco verde por dia. Continuarei a tomar sucos verdes para o resto da vida. Mudei meus hábitos alimentares e também os dos meus filhos. Sou conhecida como a garota que está sempre caminhando. Ainda tenho muito a fazer em relação a mim, mas finalmente estou no caminho certo e, por isso, serei grata para sempre.„

Chelsea emagreceu 18 quilos, incluindo os quilinhos a mais da gravidez!

> Quando engravidei, usei a gravidez como desculpa para comer tudo que aparecia pela frente, porque tinha certeza de que o peso iria embora assim que meu filho nascesse. Resultado: ganhei mais de 20 quilos. Nove meses depois do parto, em fevereiro, só tinha conseguido emagrecer 7. Minha coluna e meus tornozelos doíam por conta do excesso de peso. Minha pele estava sempre oleosa e cheia de espinhas. Meu cabelo caía aos chumaços sempre que eu o lavava ou escovava. Eu vivia ansiosa, preocupada, distraída. Pior de tudo, odiava como me sentia na minha própria pele. Eu nunca me sentia à vontade e usava cintas e roupas folgadas para tentar esconder minha barriga protuberante.

"A tristeza e a depressão me fizeram buscar alívio na comida. Fritura. Pizza. Queijo. Pão. Cerveja. Entrei em um círculo vicioso. Passava horas por semana procurando na internet produtos para emagrecer rápido e gastava rios de dinheiro com cintas, pílulas, aceleradores de metabolismo, shakes, *wraps,* DVDs de ginástica, até um CD de hipnose, mas nada funcionava. Em uma última tentativa, digitei 'emagrecer' no site da Amazon e encontrei o livro de JJ Smith, *Detox de 10 dias.* Li comentário atrás de comentário de pessoas narrando os resultados incríveis que tinham alcançado. Comprei o livro e comecei o programa na segunda-feira seguinte.

"Os primeiros dias foram difíceis, sem café, pão e lanchinhos e doces na madrugada. Fiquei mal-humorada, tinha dores de cabeça terríveis, e tudo parecia nebuloso. Mas continuei até finalmente chegar ao Dia 10. Pela primeira vez em muito tempo, senti orgulho de mim. Eu tinha aguentado firme por dez dias. Não havia 'comprado' o resultado em lugar nenhum. Não havia tomado uma 'pílula mágica'. Não paguei alguém para fazer aquilo para mim. Eu havia conquistado aquilo. Sozinha.

"Quando subi na balança na manhã do Dia 10, descobri que tinha perdido inacreditáveis 4 quilos! Minha pele estava limpa e radiante. Minha barriga tinha diminuído. Eu me sentia com muito mais energia. Minha clareza mental e meu foco eram intensos. Não me lembrava da última vez em que havia me sentido tão bem! Esse pontapé inicial no processo de emagrecimento era exatamente o que eu precisava para continuar a minha jornada. Desde então, continuo tomando sucos verdes e até voltei a correr — algo que eu adorava fazer havia anos e anos. Perdi ao todo 18 quilos incorporando sucos verdes ao meu estilo de vida e não pretendo parar tão cedo!

HISTÓRIAS DE SUCESSO

Lisa perdeu 27 quilos e descobriu que alimentação é o segredo para emagrecer.

"Até onde lembro, sempre fui gordinha. Nunca soube o que era ser magra e nunca me senti bem em relação à minha aparência. Minha autoestima estava no chão. Ansiava pela aprovação dos outros e nunca realmente me amei. Esse padrão de autodestruição me dominou durante mais de 44 anos.

"No dia 20 de julho, vi um post no Facebook de um membro do grupo da limpeza com sucos verdes (Green Smoothie Cleanse — GSC). Pesquisei sobre o programa, li os inúmeros depoimentos disponíveis, vi os resultados das fotos que eram postadas e comecei a achar que aquilo podia ser uma resposta às minhas orações. Sabe, eu já tinha tentado várias outras dietas para emagrecer, com bons resultados, mas sempre voltava a engordar. Lendo e vendo todos aqueles resultados positivos, enfim decidi tentar. Eu só precisava de dez dias. Dez dias para um eu melhor e mais saudável.

"No dia 2 de agosto, comecei o Detox de 10 dias. Foi nesse momento que minha vida começou a mudar para melhor. Decidi agir e assumir a responsabilidade pelo tipo de alimento que eu consumia para dar energia ao meu corpo. Deixei de viver para comer; hoje como para viver. Na primeira vez que fiz a Limpeza Completa, cheguei até o final e perdi 5 quilos. Dali em diante, continuei arrasando. Segui o Programa de 30 dias de JJ Smith e hoje os sucos verdes são meu novo estilo de vida.

"Desde então, ganhei muito mais do que simplesmente me livrar dos quilos a mais. Para mim, já não tem a ver com emagrecer. Perder peso foi um benefício a mais; contudo, o maior benefício dessa jornada foi ganhar confiança em mim mesma e aprender a me amar. Eu hoje valorizo e enten-

"Diria a qualquer um que embarcou nessa jornada para valorizar todas as suas vitórias não relacionadas à balança. Elas também fazem parte dessa jornada e não devem ser esquecidas. Seu peso vai variar. Continue no caminho certo através do detox, da alimentação balanceada e dos exercícios. Concentre-se nos seus objetivos e não deixe que obstáculos (como a balança) tirem seu foco, e você vai ser invencível alcançando sua meta e tornando-se saudável."

HISTÓRIAS DE SUCESSO

Carol emagreceu 16 quilos e diz: "Aprendi o jeito certo de cuidar de mim mesma!"

"No dia 10 de abril, iniciei o Detox de 10 dias. Pesava mais do que já havia pesado em anos. Os primeiros dias foram difíceis. Tenho certeza de que não fui a única a sofrer. Lembro-me de ler 'It's Mind Over Matter' [A mente domina a matéria]. Durante o detox, a página do livro no Facebook me ajudou muito. Além disso, toda vez que eu perguntava alguma coisa, JJ Smith respondia.

"No Dia 4, eu já sabia que concluiria o desafio. Durante os dez dias do detox, não senti ânsia de comer alimentos que antes eu adorava. Tinha energia de sobra (e nem precisava me exercitar tanto) e, à noite, dormia como um bebê. Quando chegou o décimo dia, eu me sentia uma nova pessoa. Ao me pesar no dia seguinte, descobri que tinha perdido 5 quilos, além de ter diminuído as medidas. Vestia roupas que não cabiam em mim há tempos.

"Atualmente, sigo o plano dos sucos verdes para a vida há 18 meses e, como membro VIP (ver Apêndice B), já perdi 16 quilos nessa jornada e aprendi a manter o peso. Entrei no grupo VIP para aprender mais. Também fui escolhida para ser uma Embaixadora e ajudar a orientar os outros. O grupo VIP tem pessoas incríveis espalhadas pelo mundo todo. É muito inspirador ler e ver fotos no Facebook que mostram como elas mudaram suas vidas. Faz com que você continue insistindo e tentando fazer mais por si. Se você pergunta alguma coisa, eles respondem com as orientações corretas. Temos o melhor grupo de apoio.

"Em relação à minha saúde, posso dizer com sinceridade que há muito tempo não me sentia tão bem. Eu me sinto com mais energia. Costumava tomar Tylenol quase todo dia para dor de cabeça ou só para dormir à noite.

Nos últimos 18 meses de sucos verdes, só tomei Tylenol uma vez. Todos os meus médicos me dizem: 'Não sei o que você está fazendo, mas está funcionando.'

"Recomendo a qualquer um que esteja buscando uma mudança na vida em relação ao peso e à saúde em geral que se junte a essa maravilhosa família e comunidade do suco verde."

HISTÓRIAS DE SUCESSO

Sharen emagreceu 37 quilos e diz: "Curta a jornada!"

"Nesta mudança de estilo de vida que chamo de minha 'jornada extraordinária', emagreci ao todo 37 quilos. Antes de iniciá-la, eu pesava 125 quilos. Tinha sido diagnosticada com hipotireoidismo (com retirada total da tireoide em 2013), resistência à insulina e apresentava os sintomas e sinais iniciais de osteoartrite. Ao longo do meu estilo de vida pouco saudável, experimentei diversas dietas: Vigilantes do Peso, low-carb e outros suplementos, só para citar as mais conhecidas. Com todas elas, consegui emagrecer; depois, porém, sempre recuperava tudo que havia eliminado e um pouco mais.

"Em outubro, comecei a ler sobre os benefícios da água com infusões e dos exercícios leves para a saúde. Conheci uma jovem cujo corpo tinha sido transformado pelo emagrecimento e quis imitar o que ela havia feito, não só para perder todo aquele peso como também para parecer mais jovem e saudável ao mesmo tempo. Fiquei muito surpresa quando soube que ela não tinha feito cirurgia nem lipoaspiração. Foi quando fui apresentada a JJ Smith! No final de outubro, tinha começado o meu primeiro detox completo e perdido 6 quilos; seguindo o Programa de 30 dias de JJ Smith e mantendo os sucos verdes, eliminei ao todo 37 quilos.

"Sou muito abençoada e grata por continuar conectada aos grupos de JJ Smith no Facebook. Isso me mantém motivada e me inspira a continuar focada nessa jornada. Mesmo nos dias em que 'escorrego', não me reprendo nem mesmo sinto que preciso recomeçar do zero. Estou aprendendo a redirecionar meu estilo de vida para ficar à vontade com o que estou fazendo, que consiste em beber de um a dois sucos verdes por dia, fazer refeições leves e nutritivas, optar por lanches saudáveis e usar outros métodos detox

Tameka emagreceu 54 quilos e retomou o controle da própria vida!

"Mergulhei nessa maravilhosa jornada em abril, depois de observar de longe por umas duas semanas. Durante elas, fui tomando a decisão de começar o Detox de 10 dias. Disse a mim mesma que essa era a mudança que estava procurando e avisei à minha família sobre o novo estilo de vida que estava prestes a abraçar. Tenho 30 anos e possuo Síndrome do Ovário Policístico, um desequilíbrio hormonal que provoca ganho de peso independentemente de dietas e exercícios. Pesava 136 quilos, mas graças a Deus não tinha nenhum outro problema de saúde. Insuficiência cardíaca congestiva, hipertensão e diabetes são muito comuns na minha família, e conseguia vê-las afetando o meu futuro.

"No dia 4 do Detox de 10 dias, meu ciclo menstrual iniciou sozinho pela primeira vez em mais de dez anos! A Síndrome do Ovário Policístico tinha feito com que meu ciclo ficasse completamente desregulado. Costumava ficar um ano ou mais sem menstruar. Os remédios que os médicos me receitavam não faziam o menor efeito. Tinha quase perdido as esperanças de engravidar de novo, porque os ciclos irregulares não me deixavam ovular.

"Depois de completar o Programa de 30 dias de JJ Smith e de quatro meses de sucos verdes, meu corpo se autorregulou. Desde o início desse processo, menstruo direitinho todo mês. Um ano depois, emagreci 54 quilos e minha relação com a comida mudou por completo! Eu era totalmente viciada em carboidratos. Comia dois tipos no jantar, sem hortaliça nenhuma. Agora, nem chego perto deles. Leio as embalagens e me recuso a comer os alimentos industrializados que costumava comer. Não como carne vermelha, doces, alimentos refinados, gorduras saturadas, açúcar refinado, sal de cozinha ou qualquer tipo de adoçante artificial desde que comecei essa

HISTÓRIAS DE SUCESSO

jornada incrível! JJ Smith e os sucos verdes me salvaram e mudaram minha vida para sempre!

"Olho para trás e penso em todos aqueles anos que passei irritada, deprimida e insegura. Sentia muita dor por causa da frouxidão dos ligamentos nos dois joelhos. Não tinha energia nenhuma durante o dia. Sofria de insônias terríveis. Até mesmo guardava ressentimentos em relação à minha mãe por ter me convencido a desistir da bariátrica. Pior de tudo, não podia ter mais filhos porque os médicos não conseguiam equilibrar meus hormônios. Agora tenho chance de tentar ter outro filho. Não tomo mais remédio para insônia. Meus joelhos não fraquejam. Tenho energia o dia inteiro — nem preciso mais da soneca durante o dia à qual tinha me acostumado. Hoje sou muito grata à minha mãe por ter me feito desistir da bariátrica. Estou naturalmente animada, e a vida é maravilhosa."

Rashawnda emagreceu 21 quilos, atingiu um Índice de Massa Corporal e um peso saudáveis e agora pode doar um rim para o pai!

"Um pequeno resumo da minha saúde: há dez anos, engordei inexplicáveis 27 quilos em menos de seis meses. Depois de fazer vários exames, descobriram que eu tinha Síndrome do Ovário Policístico. Por causa do ganho de peso, desenvolvi hipertensão e apneia do sono. Associada ao histórico de diabetes em ambos os lados da família, a síndrome também triplicou minhas chances de vir a desenvolver essa doença no futuro. Desde que fui diagnosticada com Síndrome do Ovário Policístico, disseram que seria difícil perder peso. A ideia se enraizou na minha cabeça e comecei a usar como desculpa. Tentei todas as dietas e remédios possíveis e imagináveis para emagrecer, mas nada funcionava a longo prazo. Acho que só comecei a cair na real quando meu pai começou a apresentar insuficiência renal, e, em última instância, a desenvolver falência renal. Ele precisava fazer diálise três vezes por semana.

"Comecei o Detox de 10 dias depois da recomendação de uma amiga, em 27 de janeiro, pesando 83 quilos. Estava um pouco apreensiva, porque sempre fui fresca para comer e nunca gostei muito de verduras. Depois de concluir o meu primeiro detox, emagreci 6 quilos e ganhei muita energia. Foi o que bastou para eu me converter! Venho tomando sucos verdes há sete meses e uma semana, já perdi quase 21 quilos e estou vestindo manequim 38. Faço refeições leves todos os dias e caminho pelo menos cinco quilômetros por dia. Além disso, não preciso mais tomar remédios para a hipertensão e fui liberada do uso da máscara CPAP para apneia do sono.

"A maior recompensa desse novo estilo de vida é que atingi um IMC e um peso saudáveis e posso doar um rim para o meu pai. Nossos exames mostraram que somos compatíveis, e semana que vem faço uma série de exames para descobrir se, fisicamente, meu corpo aguenta a cirurgia.
JJ Smith e os membros do grupo do Detox no Facebook têm me apoiado desde o primeiro dia da dieta, e agradeço muito a ela por me oferecer as ferramentas necessárias para retomar minha saúde e minha vida."

Doris foi do manequim 48 ao 40 e emagreceu 18 quilos!

"Como muitas pessoas, tive problemas de peso a vida inteira. Não consigo lembrar de nenhuma época em que não estivesse de dieta. Há mais ou menos vinte anos, comecei a apresentar problemas de coluna e, depois de muitos procedimentos, fisioterapia e cirurgias, tive que fazer uma cirurgia de fusão espinhal. Infelizmente, houve complicações e não pude mais trabalhar. Comecei a engordar e me esforçava ao máximo para manter as coisas sob controle, mas era muito difícil, pois não podia fazer as muitas atividades físicas que antes eu estava acostumada a fazer.

"Corta para agosto. Estava a caminho do velório do pai de um amigo de infância quando um motorista, digitando no celular, bateu na traseira do meu carro. A força do impacto causou um espasmo na minha coluna, rompendo quatro discos do meu pescoço. Com dores constantes e, agora, deprimida, engordei ainda mais. Em janeiro, minha médica me informou que eu estava pré-diabética. Fiquei assustada e, apesar de ela me passar um plano de dieta muito necessário e detalhado para me ajudar a emagrecer, não consegui segui-lo. A ânsia de comer açúcar, sal e carboidratos era desesperadora, e fracassei redondamente cada vez que tentei emagrecer.

"Foi então que certo dia, em março, uma amiga querida que tinha me ajudado e apoiado quando eu já estava perdendo as esperanças, postou que ela e o marido estavam prestes a começar o Detox de 10 dias. Intrigada, perguntei o que era. No mesmo dia comprei o livro, à noite fui ao supermercado e na manhã do dia seguinte comecei meu primeiro detox. Senti que, se Deus tinha me colocado nesse caminho, daria o meu máximo nele.

"Usando as ferramentas que JJ Smith me deu, embarquei em uma jornada renovadora de saúde, emagrecimento e uma felicidade que não sentia havia anos. Sentia-me melhor a cada dia, minha depressão começou a aliviar, minha pele ficou mais viçosa, e passei a dormir melhor. Assim que fiz meu primeiro exame de sangue, minha médica me avisou que eu já não estava mais pré-diabética. Passei do manequim 48 para o 40 e reconquistei minha saúde e meu charme.

"Sempre vou sofrer de dores crônicas, problemas na coluna e limitações físicas, mas já não sou mais uma escrava da ânsia por açúcar, sal e carboidratos. Agora disponho das ferramentas necessárias para dar ao meu corpo o que ele precisa e posso ser a versão mais saudável de mim possível."

Melodee emagreceu 23 quilos!

"Por anos lutei para emagrecer e sofria infecções urinárias recorrentes, mas em geral me considerava uma pessoa relativamente saudável. Durante minha segunda gravidez, comecei a sofrer de ciática. Depois que o bebê nasceu, a excruciante dor cotidiana deu uma aliviada, mas continuei com uma dorzinha na coluna que piorava se eu ficasse de pé por períodos mais longos ou se me curvava muito. Meu médico disse que ainda era a ciática, mas eu me recusava a tomar os analgésicos receitados porque não queria ficar viciada em remédios. Não tinha problemas cardíacos nem de pressão nem de colesterol alto nem diabetes. Havia experimentado diversas coisas para emagrecer — remédios, shakes, dietas da moda, tentei de tudo. Às vezes, funcionava e eu conseguia perder alguns quilos, mas bastava sair da dieta para o peso voltar todo de novo. Não acredito que meu peso estivesse associado à minha autoestima, porque tenho muita autoconfiança, independentemente do meu peso. No entanto, comia por ansiedade. Estresse para mim era sinônimo de comida! E digamos que eu me estresso bastante. A culpa é em grande parte minha. Gosto de ajudar as pessoas, por isso tenho dificuldade de dizer 'não', mesmo tendo que abrir mão de cuidar das responsabilidades pessoais ou do meu descanso.

"No dia 28 de fevereiro, uma sexta-feira, decidi que iniciaria minha jornada do suco verde na segunda seguinte, 3 de março. Tirei várias fotos de 'antes' dos sucos verdes. Minha Nossa! Parecia que eu estava grávida de seis meses! Fiquei chateada comigo mesma por estar daquele jeito! Depois de seis dias tomando sucos verdes, percebi que minha dor na coluna tinha diminuído muito, e eu tinha energia para dar e vender. No oitavo dia, postei duas fotos minhas: uma do dia 28 de fevereiro e outra de 10 de março. Os

HISTÓRIAS DE SUCESSO

resultados eram inacreditáveis. Naquele mesmo dia, mais de cinquenta pessoas me procuraram para falar que minha transformação as tinha inspirado a comprar o livro e começar a limpeza.

"No entanto, a maior transformação que vivi durante a jornada do suco verde foi interna. Descobri quem sou de verdade! Sou negra, linda, inteligente e real e tenho o direito de viver minha vida da melhor e mais saudável maneira possível. Hoje, pelo menos duzentos conhecidos testemunharam as mudanças ocorridas na minha pele e em mim como um todo, concluindo que eles também querem essa vida. Completei o Programa de 30 dias para aprender a incorporar sucos verdes no meu dia a dia e perdi 23 quilos ao todo. Minha contagem de leucócitos está normal pela primeira vez em anos. Eu me sinto ótima, aparento estar ótima, e estou bem! Os sucos verdes mudaram minha vida inteira!"

Deborah emagreceu 29 quilos!

" Durante anos, me escondi das câmeras e usei vestidos, blusas, saias e calças largas. Com 1,55 metro, 90 quilos e vestindo 52, eu era só bumbum, barriga e peito com dois caniços de perna. Por isso, toda vez que eu vestia alguma coisa que mostrava minhas pernas, parecia que havia algo errado. Desde fevereiro, seguindo o programa de sucos verdes, substituindo duas refeições por dia por eles e fazendo uma refeição saudável no jantar, desenvolvi um novo amor pelos benefícios desse estilo de vida e por uma vida saudável em geral. Mas a verdadeira história de sucesso é que os sucos verdes me ajudaram a formar um batalhão de choque para quebrar o ciclo vicioso que já tinha atacado vários membros da minha família: diabetes, colesterol alto, hipertensão, derrame — só para citar alguns.

"Aos 64 anos, sou hoje a matriarca da minha família e quero estar disponível para eles — para ajudar o restante da minha família a se tornar saudável também. O peso e as medidas que perdi são uma consequência da vida saudável, depois de anos seguindo várias dietas em que eu perdia alguns quilos só para recuperar tudo de novo.

"Agora, com os sucos verdes, estou aproveitando os benefícios de ter melhorado minha saúde, meu bem-estar mental e de ter reconquistado minha sensualidade. Meus níveis de colesterol despencaram de 212 pra 132. Não tomo mais anti-inflamatórios nem remédios para asma. Meus problemas digestivos desapareceram. Se antes estava sempre sem fôlego e exausta, hoje voltei a ter energia.

"Visualmente, também é fácil notar a diferença: perdi 29 quilos e aprendi a manter o peso. Agora, visto blusas tamanho 38, calça 36, e tamanho PP para roupas em geral. Mentalmente, enfrento a vida com mais confiança e tranquilidade e estou muito mais focada. Sei que esta é uma jornada para a vida toda e que não posso me desviar das orientações de JJ Smith sem que as influências negativas se infiltrem outra vez no meu caminho. As fotografias não mentem. Obrigada, JJ, por compartilhar seus ensinamentos sobre desintoxicação e sobre alimentação saudável! Amo todos da minha família do Detox com sucos verdes. „

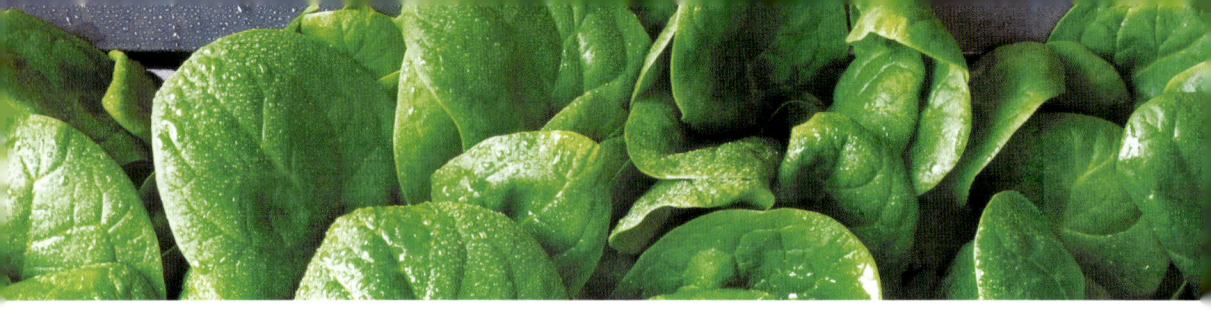

PARTE 4

UMA VISÃO GERAL DO SISTEMA DHEMM: UM SISTEMA DE EMAGRECIMENTO PERMANENTE

Concluído o Programa de 30 dias, é hora de passarmos ao Sistema DHEMM, uma filosofia de emagrecimento permanente que vai ajudar a alcançar o peso desejado. Os planos de refeições do Programa de 30 dias são bastante rígidos, mas apresentam um planejamento que especifica como comer, beliscar e incorporar os sucos verdes ao seu regime alimentar. O Sistema DHEMM, por outro lado, segue um caminho mais abrangente rumo ao emagrecimento e aborda questões mais complexas, entre elas o equilíbrio hormonal e a psicologia do emagrecimento. Assim, as pessoas em geral dão o pontapé inicial no processo de emagrecimento com o Detox de 10 dias com sucos verdes. Depois disso, seguem o Programa de 30 dias para aprender a incorporar os sucos verdes à alimentação para o resto da vida, dando continuidade ao processo de perder peso. Para quem está tentando alcançar o peso ideal, o Sistema DHEMM apresenta abordagens avançadas ao emagrecimento que muitas vezes são deixadas de lado nas dietas convencionais. O Sistema DHEMM aborda questões como desintoxicação, equilíbrio hormonal e prática de exercícios — elementos que lhe permitem perder o peso desejado e não voltar a engordar.

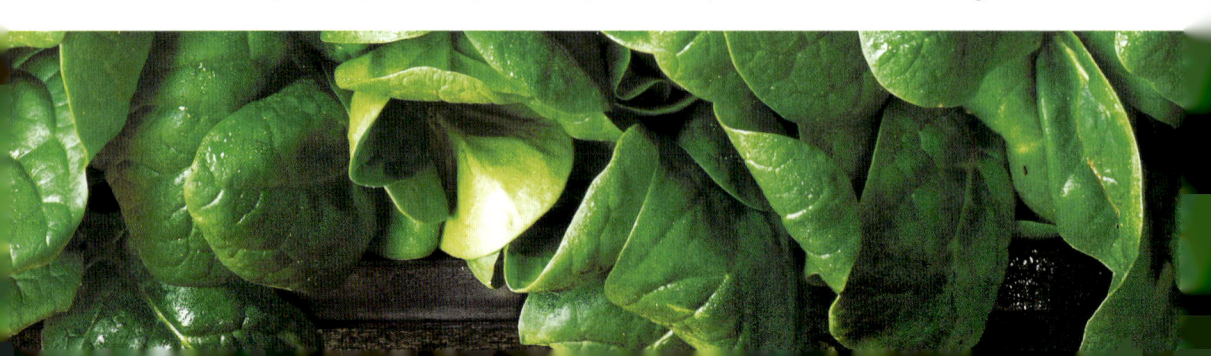

A SIGLA DHEMM, EM INGLÊS, SIGNIFICA:

- **DETOX**: Use um dos diversos métodos detox apresentados no livro

- **HORMONAL BALANCE (EQUILÍBRIO HORMONAL)**: Otimize seus hormônios e favoreça o emagrecimento

- **EAT CLEAN (ALIMENTE-SE BEM)**: Tenha uma alimentação baseada em alimentos não processados, integrais e saudáveis

- **MENTAL MASTERY (DOMÍNIO MENTAL)**: Alcance a mentalidade correta para manter a motivação

- **MOVE (MEXER-SE)**: Mexa-se e comece a praticar atividade física

O Sistema facilita a perda de peso, derretendo o excesso de gordura do corpo, especialmente em áreas onde costuma se acumular, como quadris, coxas e barriga. Desintoxicando o corpo e desfrutando de refeições leves e saudáveis, você pode perder o peso que deseja. Mesmo que, no seu caso, a obesidade seja um mal de família, é possível romper o ciclo hereditário com essa nova abordagem de controle de peso. Não podemos mudar nossos genes, mas, ao fazer escolhas alimentares inteligentes, podemos administrar o funcionamento do organismo e, assim, otimizar a saúde.

O Sistema DHEMM é um programa completo de gerenciamento do peso destinado a ajudar o corpo a eliminar os resíduos tóxicos que contribuem para o excesso de gordura no organismo. Seguindo este sistema, você pode aprender o que muitas pessoas não sabem e o que as celebridades pagam milhares de dólares a médicos famosos para descobrir. Você verá como desintoxicar-se e comer de uma maneira que ajude o corpo a perder peso e alcançar a saúde ideal.

O Sistema DHEMM ensina como alimentar-se de modo adequado ao desfrutar de alimentos saborosos e satisfatórios, entre eles, sucos verdes. Acredito que a comida é algo a ser desfrutado e deveria nos ajudar não apenas a manter uma excelente saúde, mas também a ficarmos esguios e em boa forma. Seguindo o Sistema, seu corpo terá a nutrição de qualidade de que necessita, ao mesmo tempo em que promoverá uma limpeza contínua das células. Vitaminas, minerais e outros nutrientes serão absorvidos com que comer carboidrato. Assim, ao comer carboidratos, coma sempre uma proteína. Trata-se de um método simples, porém eficaz, de evitar picos de insulina e ajudar o corpo a queimar gordura.

Você já deve ter ouvido falar na necessidade de comer "alimentos integrais". Mas, afinal, o que são? Trata-se de alimentos que são frescos e não processados, que permanecem praticamente na forma que são encontrados na natureza. Entre eles incluem-se feijões e leguminosas, hortaliças, grãos integrais, frutas, nozes e sementes. Como dissemos, quanto mais rápido o corpo for capaz de decompor e digerir os alimentos, menor será a quantidade de resíduos deixada para trás que se transformará em células de gordura no corpo. Além disso, quanto mais tempo o corpo levar para decompor o alimento a fim de digeri-lo, mais vamos nos sentir saciados e satisfeitos ao longo do dia.

Você já deve ter ouvido falar também de alimentos orgânicos, livres de conservantes químicos, aditivos, hormônios, pesticidas e antibióticos. Os alimentos orgânicos frescos são muito menos tóxicos do que os alimentos altamente processados e industrializados/congelados. Eles promovem a boa saúde e ajudam a manter o peso ideal, além de desintoxicar o organismo. Frutas, hortaliças, grãos integrais e carnes frescos e orgânicos são a melhor opção. Frutas e hortaliças congeladas retêm muitas vitaminas e, com frequência, não contêm tantos conservantes quanto as versões enlatadas, mas carecem das enzimas vitais necessárias para o corpo digeri-las de maneira adequada. Refeições congeladas, enlatadas e instantâneas são a opção menos saudável porque normalmente contêm açúcar, sal, conservantes e gorduras que não são saudáveis.

OS TRÊS ALICERCES DE UMA ALIMENTAÇÃO SAUDÁVEL

Costumo ouvir que 80% do emagrecimento estão relacionados ao que comemos. Os três alicerces do Sistema DHEMM são proteínas magras, bons carboidratos e gorduras saudáveis. Os alimentos que ingerimos constituem o fator mais importante para o emagrecimento. Você pode se exercitar o quanto quiser, mas, se não oferecer ao corpo os alimentos necessários, com os nutrientes que o organismo requer, vai atrapalhar seu progresso rumo aos objetivos de emagrecimento desejados. Saber o que comer é fundamental para manter a boa forma. Fazer uma refeição saudável, balanceada, composta de proteínas magras, bons carboidratos e gorduras saudáveis ajuda a emagrecer e não voltar a engordar.

Com o passar dos anos, aprendi que a maioria das pessoas não conhece as diferenças entre proteínas, carboidratos e gorduras. Por exemplo, muitos não sabem que frutas e hortaliças são carboidratos. É importante começar a pensar em todos os alimentos como proteínas, carboidratos ou gorduras. Essa informação é fundamental para gerenciar o peso no longo prazo porque cada tipo de alimento provoca diferentes impactos hormonais que afetam o ganho de peso.

- Proteínas magras. A proteína é um dos nutrientes mais eficazes para acelerar o metabolismo e construir músculos no corpo. Acelera a queima de calorias enquanto está sendo digerida e ajuda a desenvolver os músculos, o que, por sua vez, também ajuda a queimar calorias. Entre os exemplos de proteínas magras estão ovos, peixes, aves magras ou carne magra (de preferência, proveniente de animais criados soltos no pasto).

- Bons carboidratos. Encontrados em sua forma natural, contêm grande parte dos nutrientes essenciais que nos mantêm saudáveis, proporcionam energia e aceleram o metabolismo. Entre os exemplos temos frutas, hortaliças, grãos integrais, feijões e leguminosas, nozes e sementes. Os carboidratos ruins são: batata-inglesa, pães, massas etc.

- Gorduras saudáveis. Também conhecidas como insaturadas, são as gorduras benéficas, que contêm ácidos graxos ômega-3 que ajudam a acelerar o metabolismo e a fazer o corpo queimar gordura mais rapidamente. Entre os exemplos estão óleo de peixe; azeite de oliva extravirgem; óleos de plantas prensadas a frio, como óleo de semente de uva e óleo de gergelim; e óleo de coco.

ser magro. Veja-se em um corpo atraente, sexy, cheio de energia. Permita que seus pensamentos trabalhem em conjunto com seus esforços para mudar seus hábitos alimentares, de modo a acelerar o progresso e ter tudo na vida trabalhando a seu favor, não contra você.

Desenvolva pensamentos positivos. Pensamentos e sentimentos se transformam em ações, e as ações se tornam realidade. Lembre-se, você está começando um novo capítulo da sua vida. Gostaria de estimular você, aqui e agora, a iniciar essa jornada. Muitos perguntam "Mas como eu começo" ou "Como chego lá?". Ora, tudo começa com o pensamento positivo. É preciso parar de pensar ou dizer coisas negativas a respeito de si. Você não é gorda, preguiçosa, feia ou doente. Seu verdadeiro eu é naturalmente magro, belo e saudável. Se cultivar pensamentos negativos sobre si, vai atrair pessoas e resultados negativos na vida. Se disser que nunca vai conseguir emagrecer, é exatamente o que vai acontecer: não vai mesmo. Se disser que vai conseguir, o seu subconsciente acreditará nisso e começará a direcionar as suas atitudes na direção do emagrecimento.

Não fique obcecada com a balança. Não deixe que a balança que você tem no banheiro acabe com a sua motivação. Pesar-se com frequência pode ser confuso, porque nosso peso flutua; portanto, concentre-se no caimento das roupas no seu corpo. No longo prazo, as balanças são confiáveis, mas, no dia a dia, fornecem leituras imprecisas. As flutuações de peso podem ser causadas por mudanças hormonais ou retenção de líquido e podem levar a decepções desnecessárias. É possível que mostrem ganhos e perdas irreais porque as balanças mais básicas não sabem diferenciar o peso em gordura, em músculos e em água. O peso também flutua vários gramas ao longo do dia; pesar-se demais só vai gerar confusão e desestímulo. Programe-se para pesar-se apenas uma vez por semana, sempre na mesma hora, usando a mesma roupa ou sem roupa (o melhor é pesar-se nu). Concentre-se em perder medidas e em como está começando a se sentir, não nos quilos. Neste programa, você fará coisas excelentes para o seu corpo e a sua saúde. O número que aparece na balança cuidará de si mesmo. Contente-se em perder de meio a um quilo por semana. Se o fizer durante dois meses, no final terá perdido oito quilos.

Concentre-se em perder gordura corporal, não apenas peso. É ótimo perder peso, mas o segredo para entrar em um vestido ou uma calça de manequim menor é perder gordura corporal. Tudo bem ter uma meta de peso para usar como diretriz, mas concentre-se também em medir e monitorar a gordura corporal geral como percentual de seu peso. Isso garantirá a perda de gordura, não de músculos. Um percentual saudável de gordura corporal para os homens inicia-se em aproximadamente 8%, e para mulheres, em 22%. Esses números o manterão em uma zona de segurança saudável que reduzirá os riscos de doença. Se tiver uma balança comum em casa e quiser obter medições mais detalhadas da gordura corporal, invista em uma específica para isso. Tenha uma boa balança que meça o peso, os percentuais de gordura corporal e a massa muscular, que lhe ajude a ter uma melhor ideia da sua saúde em geral. Assim que começar a medir sua gordura corporal, você poderá monitorar a perda daquilo que realmente deseja perder.

Tire uma foto! Olhar as fotos de antes e depois do rosto e do corpo pode ser altamente motivador. Você receberá comentários e elogios de amigos, familiares e colegas de trabalho, mas nada é tão especial quando ver com os próprios olhos seu novo corpo belo e saudável. Ter saúde é importante, mas entendo a necessidade de melhorar também a aparência física. Por isso, pegue a câmera e tire fotos do seu progresso ao longo da sua jornada rumo ao emagrecimento.

Sabe por que algumas pessoas se sentem melhor do que outras e aparentam isso? Por que elas se esforçam pelo que querem. Como você acha que as celebridades têm uma aparência tão espetacular apesar da idade? Porque pensam constantemente na aparência. A sobrevivência delas depende disso. No entanto, qualquer um pode se comprometer a ter uma aparência espetacular o tempo todo. Você pode optar por alimentos saudáveis e integrais em vez de *junk food*, por se manter ativo, por beber muita água e por descansar e relaxar bastante. Sim, à medida que envelhecemos precisamos de mais disciplina para ter uma boa aparência, mas você colherá o benefício de ser o seu melhor e mais belo eu.

MEXER-SE

É hora de começar a se movimentar, mesmo que não seja possível frequentar uma academia. Passamos grande parte do dia dirigindo, vendo televisão ou diante do computador. O corpo sofre porque ficamos sentados 14 ou mais horas por dia. O hábito debilita nosso coração, retarda nosso metabolismo e enfraquece nossos músculos. Antes, costumávamos nos sentar quando precisávamos de uma pausa em meio à agitação do dia; hoje, ficamos sentados mais de 80% das horas em que estamos acordados.

Nossa alimentação e a forma que nos exercitamos hoje são ineficazes. Não podemos simplesmente ser sedentários durante 15 horas por dia e acreditar que trinta minutos na esteira, que queimam apenas umas 250 calorias, sejam atividade física suficiente. Deveríamos queimar calorias por meio de atividade física constante ao longo do dia. Além disso, quando tentamos seguir dietas que eliminam seletivamente grupos inteiros de alimentos, muitas vezes fracassamos porque o corpo precisa de todos os alimentos básicos para se manter saudável e enxuto. O organismo prospera quando dispõe da nutrição e sustentação necessárias, não em situações de fome e privação. Há uma década, não havia uma academia em cada esquina como atualmente, e, mesmo assim, não travávamos uma batalha contra a obesidade tão intensamente quanto hoje. Há uma década, as pessoas se movimentavam mais. Movimentavam-se para buscar comida, movimentavam-se enquanto trabalhavam e movimentavam-se nos momentos de recreação. A moderna era eletrônica nos tornou mais preguiçosos do que jamais fomos. No trabalho, nem nos passa pela cabeça levantar e caminhar até o fim do corredor para conversar com um colega de trabalho. Preferimos usar o e-mail ou mensagens de texto. Os dedos da mão são as únicas partes do corpo que devem estar ganhando força e resistência muscular. Isso precisa mudar.

Já disse antes e vou repetir: o Sistema DHEMM não é um programa antiexercícios, tampouco eu sugeriria que você abrisse mão da prática de atividades físicas. Isso é excelente para a saúde cardiovascular de modo geral, mas não é o fator mais importante para o emagrecimento. Neste livro, discutimos os fatores que de fato geram emagrecimento rápido e permanente, como uma alimentação leve e balanceada. O aumento de atividades físicas ao longo do dia é fundamental para eliminar o excesso de gordura corporal. Em suma, quando você se movimenta consistentemente durante o dia, o corpo torna-se mais eficaz na queima de calorias nesse período. Sendo assim, o objetivo é simples: mexa-se e seja mais ativo, pois assim você intensificará seus esforços de emagrecimento e melhorará sua saúde em geral. E saiba que mexer-se não significa exatamente frequentar a academia.

O Sistema DHEMM fornece inúmeras maneiras de queimar calorias ao longo do dia por meio de atividades cotidianas, bem como dicas para alcançar uma melhor forma física. Queimamos calorias correndo atrás dos filhos, orientando o pessoal da igreja a tomar seus lugares ou fazendo compras nos corredores do supermercado. Aqui, não nos concentramos em frequentar a academia ou exercitar-se como principal maneira de se tornar ativo fisicamente. Se você for como eu, é do tipo que se esforça para encontrar tempo para "ir a algum lugar e se exercitar". Ir à academia e exercitar-se durante uma hora não nos torna necessariamente ativos fisicamente. Isso envolve os pequenos e grandes movimentos que fazemos no decorrer do dia.

Frequentar uma academia não deve ser seu único foco para se movimentar. O objetivo é realizar pequenas mudanças em sua vida pessoal e profissional que sejam fáceis de implementar, com planejamento e comprometimento mínimos. Por exemplo, uma cliente minha comprou um miniciclo ergométrico portátil, que pode ser acomodado no chão ou sob a mesa de trabalho. Seu objetivo era usá-lo enquanto assistia à sua série favorita na televisão. Ela contou que ajustava o miniciclo no nível mínimo de resistência, por isso o esforço não era muito grande, mas ela pedalava lenta e sem parar. Na primeira semana, perdeu um quilo. Resolveu então dobrar o tempo que passava pedalando no miniciclo enquanto assistia à televisão e, na semana seguinte, perdeu 1,5 quilo. Para ela, pedalar tornou-se um hábito fácil; depois de um tempo, assim que entrava no ritmo, até se esquecia de que estava pedalando.

O Sistema DHEMM apresentará inúmeras maneiras de mexer-se sem se exercitar ou frequentar a academia. Quero, com isso, estimular você a viver a vida da maneira que deve ser vivida: como um ser ativo, engajado e participante. Levante-se da cadeira, saia e viva a vida. Já que a maior parte dos nossos problemas de peso e de saúde podem ser eliminados seguindo as diretrizes da desintoxicação, as recomendações de uma alimentação leve e balanceada e as dicas para movimentar-se no Sistema DHEMM, você pode alcançar a saúde ideal. Vai desfrutar de seu novo corpo, sua energia, sua saúde e seu bem-estar. Anime-se diante da perspectiva de uma vida nova. Não estamos falando apenas de emagrecer — trata-se de uma jornada rumo à saúde ideal e ao bem-estar. Você vai adorar as transformações em seu corpo e vai se empolgar com os resultados.

Para saber mais sobre o Sistema DHEMM, adquira o livro *Perca peso! Sem fazer dieta nem praticar exercícios* ou junte-se ao Grupo VIP de JJ Smith em www.JJSmithOnline.com.

CONCLUSÃO

Parabéns por recuperar o controle do seu peso e da sua saúde e, assim, poder viver o melhor da vida! Você está no caminho certo. Essa é uma jornada transformadora — *não* é uma dieta, é um estilo de vida! Gostaria de estimular você a encontrar tempo para nutrir seu espírito e sua alma, proporcionando ao seu corpo o descanso e o relaxamento necessários para manter-se forte e saudável. Você deu a si mesma um presente maravilhoso — saúde e bem-estar.

Tenho um compromisso pessoal com esse estilo de vida, pois já testemunhei resultados impressionantes. Meu corpo de quarenta e poucos anos vai muito bem, obrigada — jovial e cheio de energia. Não me preocupo em voltar a engordar ou retornar às más condições de saúde que tinha aos vinte, trinta anos. Não tenho um gene especial que me mantenha magra. Se não fosse esse sistema de vida saudável, eu poderia ganhar peso com a mesma facilidade que qualquer outra pessoa. Esse estilo de vida beneficiou milhares de pessoas que também tiveram grande sucesso. E sei que você pode — e vai — alcançar seu peso ideal e sua melhor saúde!

Lembre-se de que você tem o poder da mudança e, agora, de posse das informações aqui contidas, dispõe das ferramentas necessárias para transformar seus sonhos em realidade. Cada dia é o começo do resto da sua vida. Você controla o que acontece hoje. Comece a sonhar com um corpo belo e sexy e veja seu sonho se tornar realidade. Você tem poder sobre seu corpo e sua vida, por isso viva com paixão, pois só se tem um corpo e uma vida!

Costumo concluir meus livros com meus **10 mandamentos para esbanjar juventude e bem-estar.**

1. *Amarás a ti mesmo.* Isso é essencial à sobrevivência. Não existe relacionamento bem-sucedido e autêntico com os outros se não houver amor-próprio. Quando o poço está seco, não se pode regar a terra. O amor-próprio não é egoísta nem excessivamente permissivo. Precisamos cuidar primeiro das nossas necessidades, para só então nos doarmos ao outro com abundância.

2. *Assumirás a responsabilidade pela tua saúde e teu bem-estar.* Se quiser ser saudável, ter mais energia e sentir-se bem, é preciso dedicar-se a aprender o que é necessário e aplicar o aprendizado à sua vida. É preciso estar atento ao que coloca na boca, à quantidade de exercício que pratica e quais são seus pensamentos ao longo do dia.

3. *Dormirás.* O corpo recarrega suas energias por meio do sono e do repouso. O sono é a atividade mais fácil para a cura do corpo, mas é também a que mais deixamos de lado. A privação de sono tira o brilho da pele e envelhece instantaneamente, causa olheiras e bolsas sob os olhos.

4. *Limparás e desintoxicarás teu corpo.* É fundamental eliminar venenos e toxinas do organismo e, assim, permitir a aceleração do processo de emagrecimento e restauração da saúde. Um corpo limpo é um corpo belo.

5. *Lembrarás que um corpo saudável é um corpo sexy.* O corpo de mulheres reais é bonito! Um corpo bonito é saudável, transmite confiança, e as roupas lhe caem bem.

6. *Consumirás alimentos saudáveis, naturais e integrais.* A alimentação saudável pode reverter os efeitos do tempo e restaurar a juventude do corpo. Quando consome alimentos naturais, você simplesmente se sente melhor, o que se reflete em sua aparência. Você mantém o organismo limpo a nível celular e conquista um aspecto radiante, qualquer que seja a sua idade. A alimentação saudável deve fazer parte do seu "regime de beleza".

7. *Aceitarás o envelhecimento saudável.* O objetivo não é deter o processo de envelhecimento; é aceitá-lo. Envelhecer com saúde é manter-se saudável à medida que envelhece, com excelente aparência e bem-estar, em qualquer idade.

8. *Adotarás uma mudança no estilo de vida.* Para emagrecer de uma vez por todas, é preciso comprometer-se a realizar mudanças... na sua maneira de pensar, no seu estilo de vida, na sua mentalidade. Requer obter conhecimento e realizar mudanças permanentes, para melhor!

9. *Abraçarás a jornada.* Trata-se de uma jornada transformadora; não é uma dieta, é um estilo de vida! Seja gentil consigo mesma. Aprenda a aplaudir-se pelas mínimas conquistas. E quando escorregar, de vez em quando, saiba que não tem problema; é parte do que nos faz humanos.

10. *Viverás, amarás e darás boas risadas.* O riso continua fazendo bem à alma. Viva com paixão! Nunca desista dos seus sonhos! E o mais importante... ame! Lembre-se de que o amor nunca falha!

Agora que você já vivenciou o poder de uma vida saudável, não deixe de contar sua história de sucesso aos outros e ajudá-los a recuperar sua saúde e vitalidade.

Apêndice A

Referência rápida aos produtos Detox preferidos de JJ Smith

MÉTODO DE DETOX	MARCA FAVORITA DE JJ	
Água alcalina	IonPod	Kangen Machine
Chi Machine	Sun Ancon	
Ervas para limpeza do cólon	Mag07	Colonix
Almofadas desintoxicantes	BodyRelief	Asako
Vinagre de maçã	Bragg	
Limpeza hepática	Liver Rescue	Livatone

Apêndice B

Guia para as comunidades on-line de JJ Smith

PROGRAMA/ COMUNIDADE ON-LINE	REDES SOCIAIS	OBJETIVO	LINK
JJ's Private VIP Program	Facebook e portal on-line	Obter apoio e orientações práticas de JJ Smith para ajudá-lo a acelerar o emagrecimento	https://www.jjsmithonline.com/products/healthy-new-black.html
10-Day Green Smoothie Cleanse Support Group [Grupo de apoio do Detox de 10 dias com sucos verdes]	Facebook	Obter apoio e estímulo de milhares de pessoas que atualmente fazem o Detox com sucos verdes	https://www.facebook.com/groups/Green.Smoothie.Cleanse/
Página de fãs de JJ Smith	Facebook	Entrar para uma comunidade de mais de 1 milhão de pessoas que desejam emagrecer e ser saudáveis	https://www.facebook.com/RealTalkJJ/
Conta de JJ Smith no Instagram	Instagram	Ser estimulado e inspirado por fotos na sua jornada rumo ao emagrecimento	https://www.instagram.com/jjsmithonline/?hl=en
Conta de JJ Smith no Twitter	Twitter	Conectar-se com JJ Smith por meio de sua conta no Twitter	https://twitter.com/JJSmithOnline
JJ's GSC Leaders	Facebook	Tornar-se um GSC Leader e ajudar outras pessoas a concluírem, com sucesso, o Detox de 10 dias com sucos verdes	https://www.jjsmithonline.com/products/gsc-certified-leadership.html

apenas dez dias. O livro seguinte de JJ, *Perca peso! – sem fazer dieta nem praticar exercícios*, também publicado pela Rocco, trata de um sistema revolucionário que qualquer um pode seguir. Nele, são ensinados métodos comprovados para manter o emagrecimento permanente sem levar em conta o tamanho da pessoa, a renda financeira ou o nível de instrução. E o resultado é um corpo saudável, esguio e sexy.

JJ é formada em matemática pela Hampton University na Virginia e em administração pela Wharton Business School. Atuou como vice-presidente e foi sócia de uma empresa de consultoria de TI, Intact Technology, Inc., em Greenbelt, Maryland. JJ também foi a mais jovem afro-americana a ocupar o cargo de vice-presidente em uma das 500 maiores empresas da lista da revista *Fortune*. Alguns de seus hobbies são ler, escrever e atuar como DJ.

www.JJSmithOnline.com

SOBRE A AUTORA

JJ SMITH, autora best-seller número 1 do *New York Times*, é nutricionista e especialista em perda de peso, *coach* de vida/relações amorosas e palestrante motivacional. Já marcou presença em várias séries e programas televisivos americanos e também nas emissoras de tv NBC, FOX, CBS e CW Network, além de figurar nas páginas de publicações como *Glamour, Essence, Heart and Soul* e *Ladies' Home Journal*.

Desde que recuperou a saúde, perdeu peso e descobriu uma "segunda juventude" aos quarenta anos, a autora best-seller JJ Smith se tornou uma inspiração para aqueles que querem emagrecer, levar uma vida saudável e recuperar a sensualidade! JJ Smith oferece soluções para um novo estilo de vida no que diz respeito a perder peso, ser saudável, parecer mais jovem e melhorar sua vida amorosa!

JJ se dedicou à área do bem-estar e da alimentação saudável. Sua paixão é informar outras pessoas e compartilhar com elas os medicamentos naturais que ajudam a deixar o corpo mais esguio, recuperar a saúde e parecer e sentir-se mais jovem. Ela estudou diversas filosofias de curas naturais e aprendeu com alguns grandes mestres do nosso tempo. Depois de aplicar na prática seus conhecimentos referentes a como curar o corpo e perder peso, JJ graduou-se nutricionista pelo Institute of Holistic Healing e tornou-se membro da American Nutrition Association, especializada em programas de perda de peso pela National Exercise and Sports Trainers Association – NESTA.

O livro *Detox de 10 dias* de JJ é um programa comprovado de como desintoxicar o organismo em curto prazo e com segurança e dar um pontapé inicial à perda de peso. A maioria daqueles que segue o programa à risca apresenta uma perda de peso de até 7 quilos em